Preparándome para mi Cirugía de Corazón

Un libro sobre cirugía de corazón abierto para niños
—preparación y recuperación

Este libro pertenece a:

Escrito por Dr. Fei Zheng-Ward   Ilustrado por Moch. Fajar Shobaru

Traducido al español por Benjamin Sanabria Azurduy

Derechos de autor © 2025 Fei Zheng-Ward

Todos los derechos están reservados. Publicado por Fei Zheng-Ward, un sello de FZWbooks. Ninguna parte de este libro puede copiarse, reproducirse, grabarse, transmitirse o almacenarse por ningún medio o forma, electrónica o mecánica, sin obtener el permiso previo por escrito del propietario de los derechos de autor.

Identificadores: ISBN 979-8-89318-103-6 (libro electronico)
ISBN 979-8-89318-104-3 (libro de bolsillo)

El corazón es un músculo con cuatro habitaciones separadas en su interior que bombean sangre a todas las partes del cuerpo.

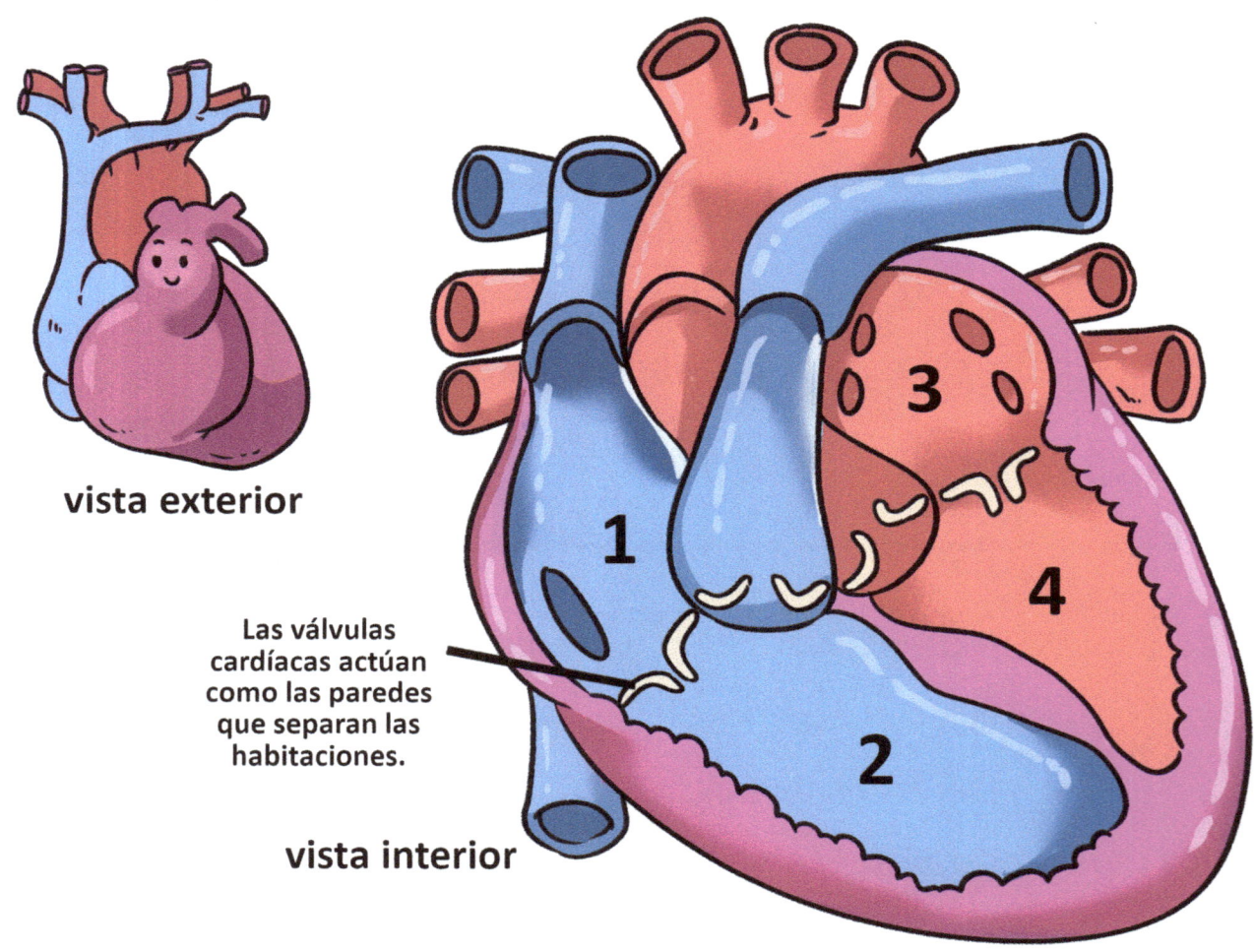

vista exterior

Las válvulas cardíacas actúan como las paredes que separan las habitaciones.

vista interior

Entrega oxígeno y nutrientes y ayuda a eliminar los desechos de tu cuerpo para que puedas crecer y hacer las cosas que amas.

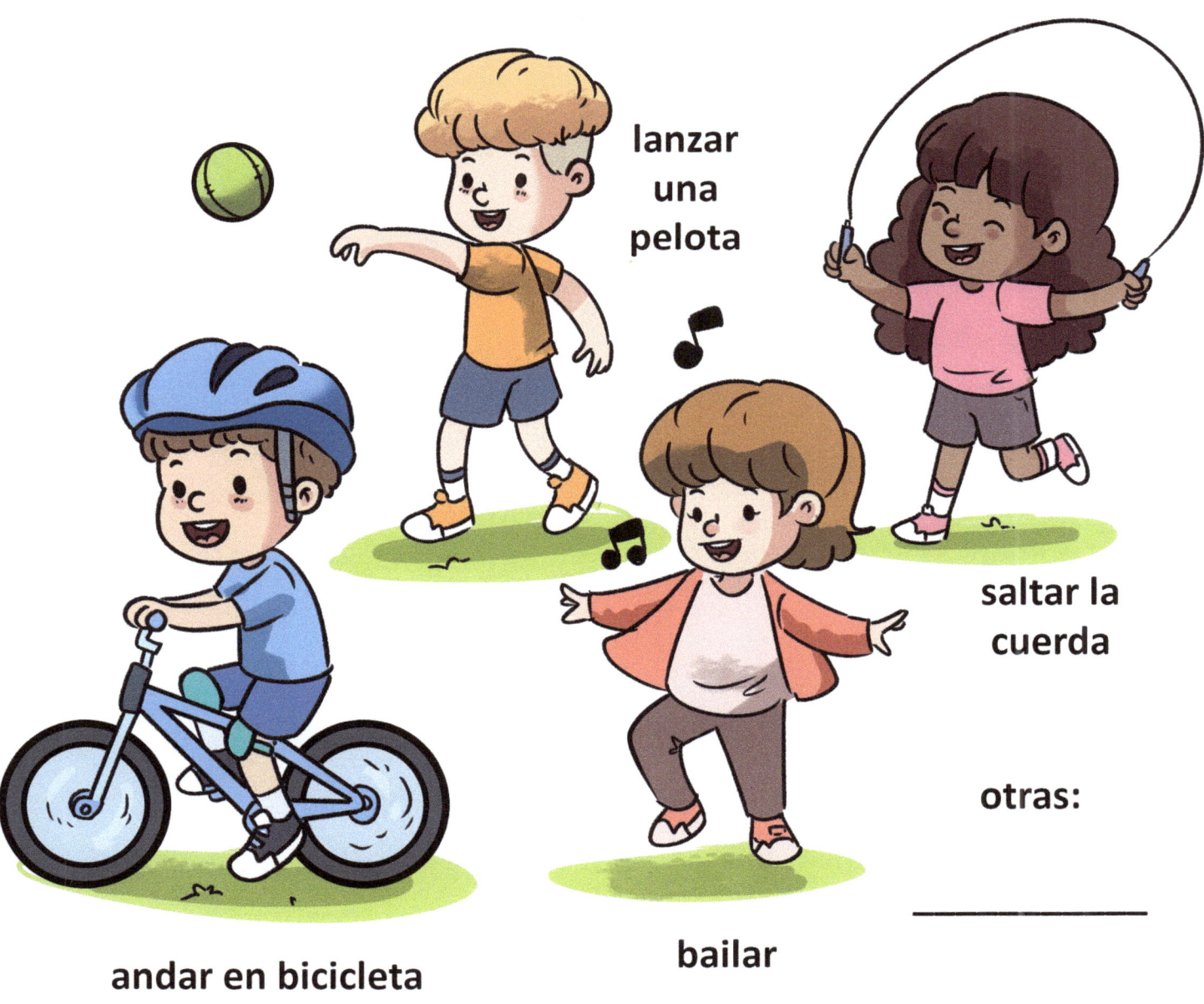

Cuando tu corazón no funciona tan bien como debería, puedes experimentar los siguientes síntomas.

¿Qué síntomas has experimentado?

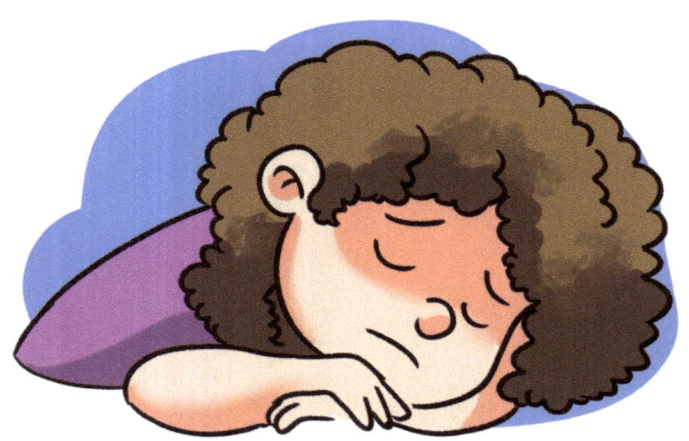

sentirse cansado

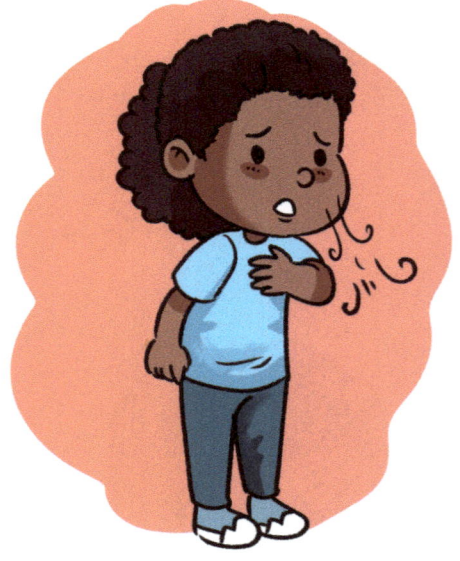

dificultad para respirar

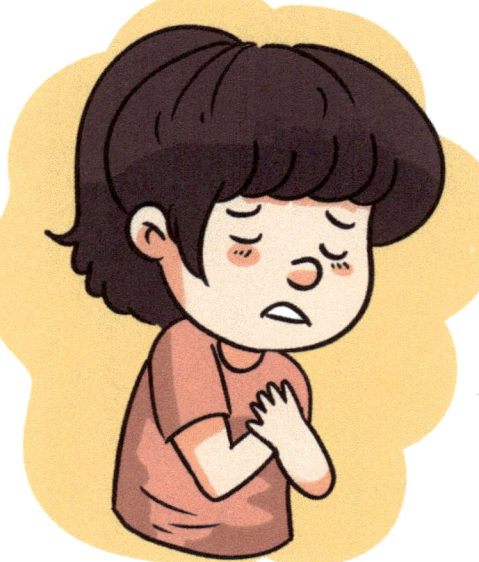

dolor en el pecho

latidos irregulares (arritmias)

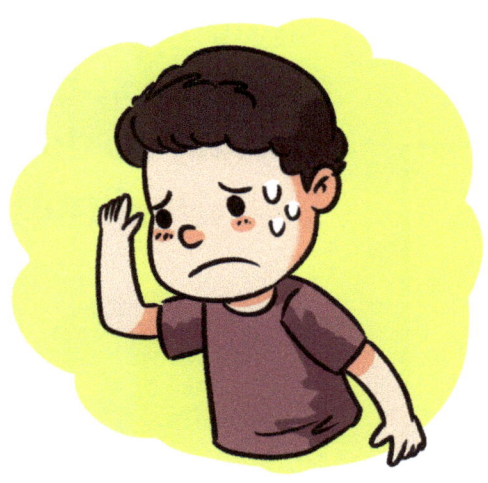
sudoración

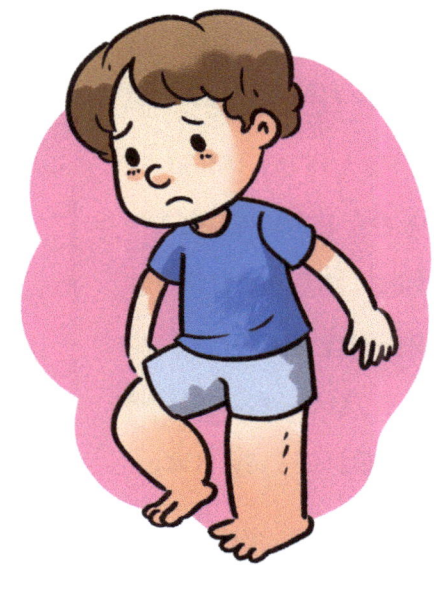
piernas y pies hinchados

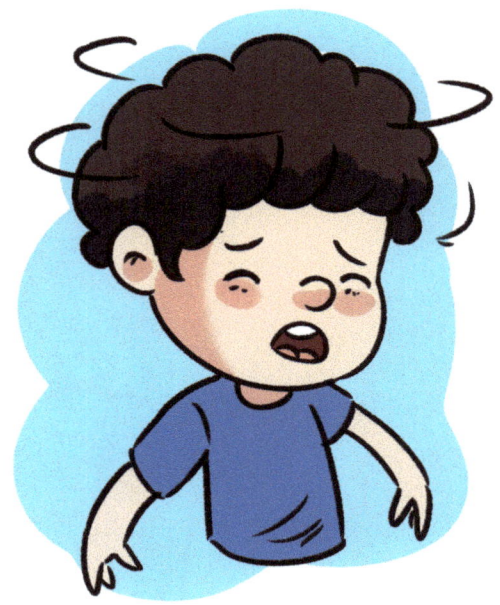
sentirse mareado

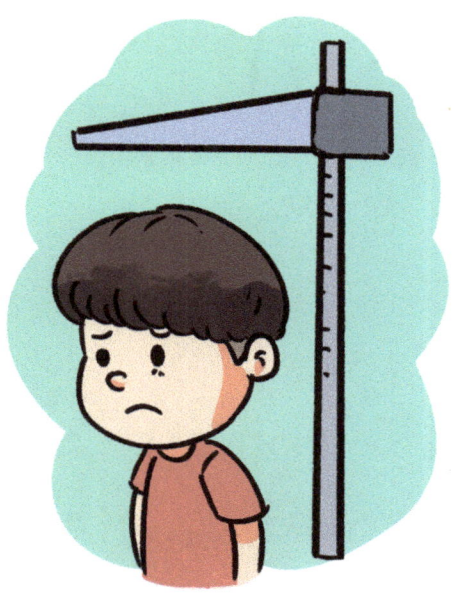
crecimiento lento

Tu doctor de cirugía (conocido como cirujano), que es amable y cuidadoso, puede arreglar tu corazón para ayudar a que funcione mejor.

Si tienes alguna pregunta sobre tu cirugía, no dudes en preguntar.

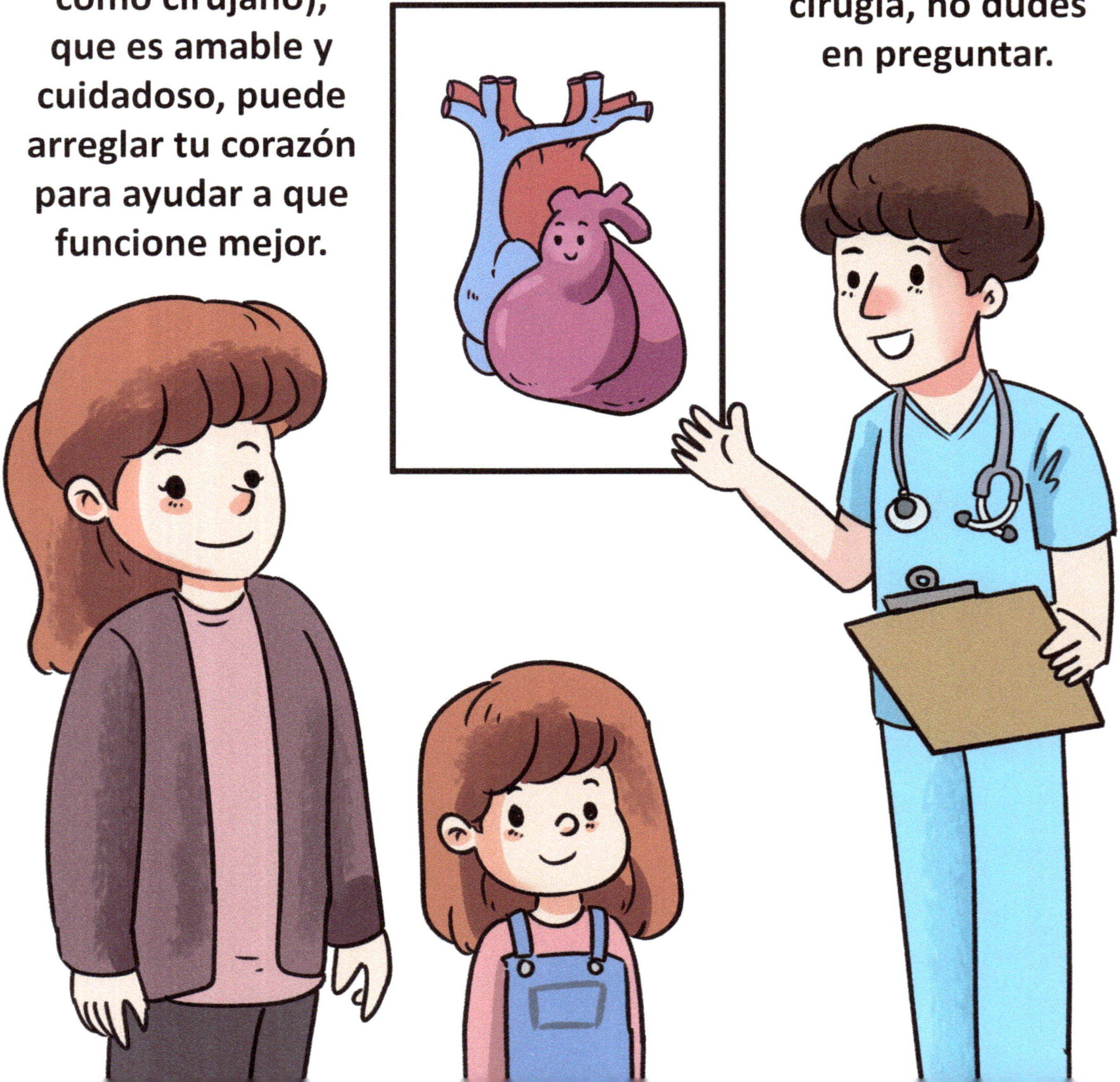

Antes de tu cirugía, puede que haya pruebas que necesites hacer para que los médicos puedan cuidarte mejor, y podrían incluir:

- ☐ ECG
- ☐ Eco
- ☐ Radiografía de tórax
- ☐ Análisis de sangre

Un ECG también conocido como EKG o electrocardiograma.

Un eco también conocido como ecocardiograma.

¿Sabes lo siguiente sobre ti?

Mi altura es _____

Mi peso es _____

Mis signos vitales son:

Temperatura _____

Frecuencia cardíaca _____

Respiración _____

Presión arterial ___/___

Nivel de oxígeno _____

¡Si no lo sabes, no te preocupes! Lo sabrás el día de tu cirugía.

Electrocardiograma (ECG o EKG)

Revisa cómo late tu corazón al observar sus actividades eléctricas, que es la forma en que las células musculares del corazón se comunican entre sí.

Se colocan stickers especiales llamados electrodos en tu pecho, brazos y piernas, y luego se conectan cables a estos stickers para enviar las actividades eléctricas de tu corazón a la impresora.

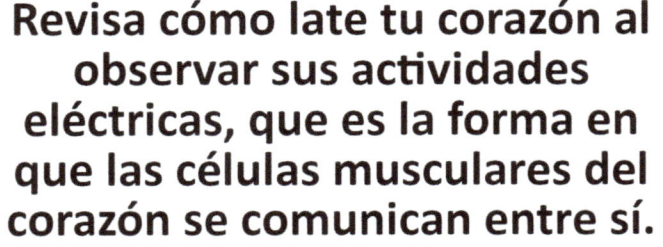

Aunque los stickers pueden estar un poco fríos, el ECG no duele. Trata de quedarte quieto mientras respiras normalmente.

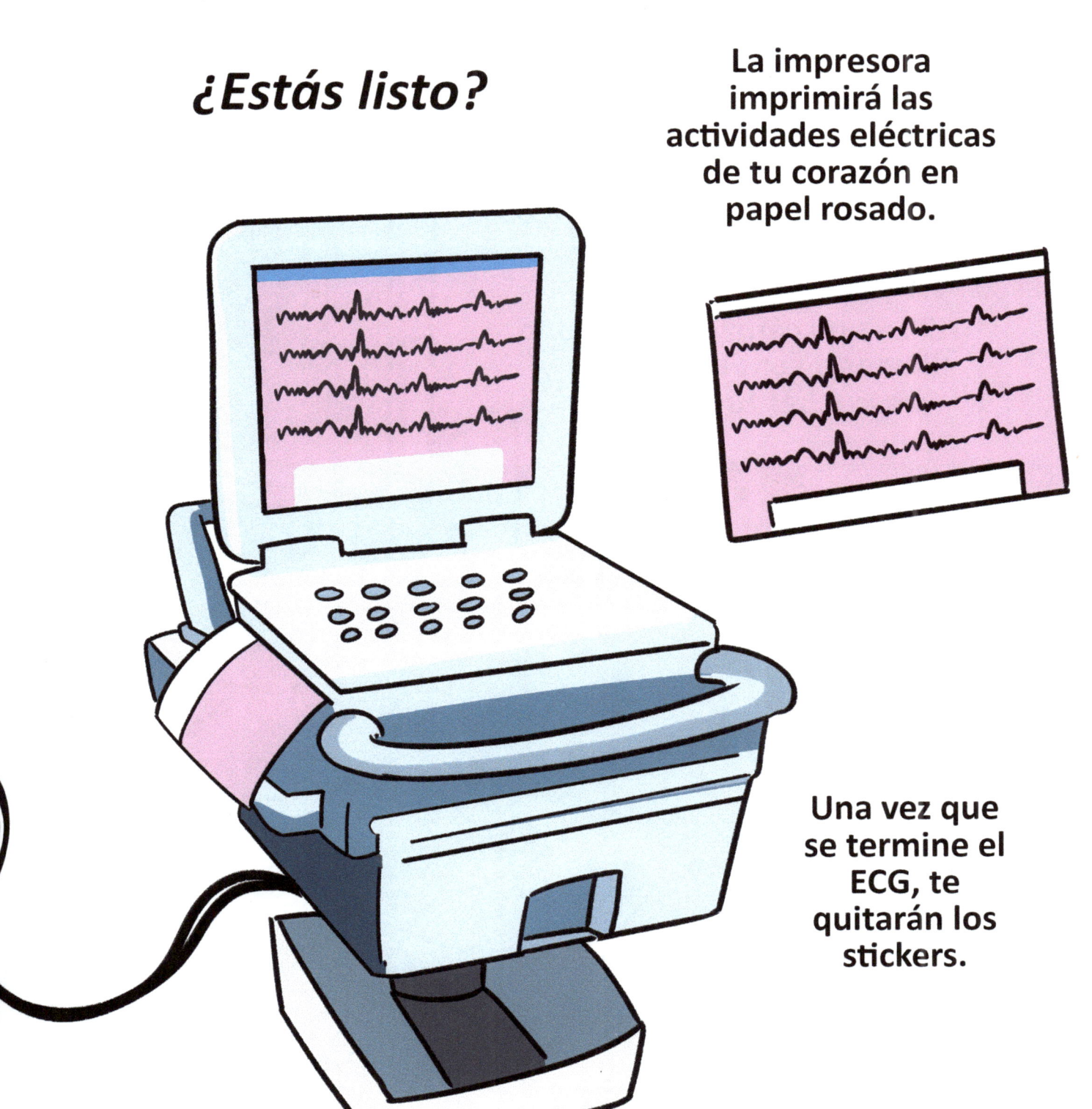

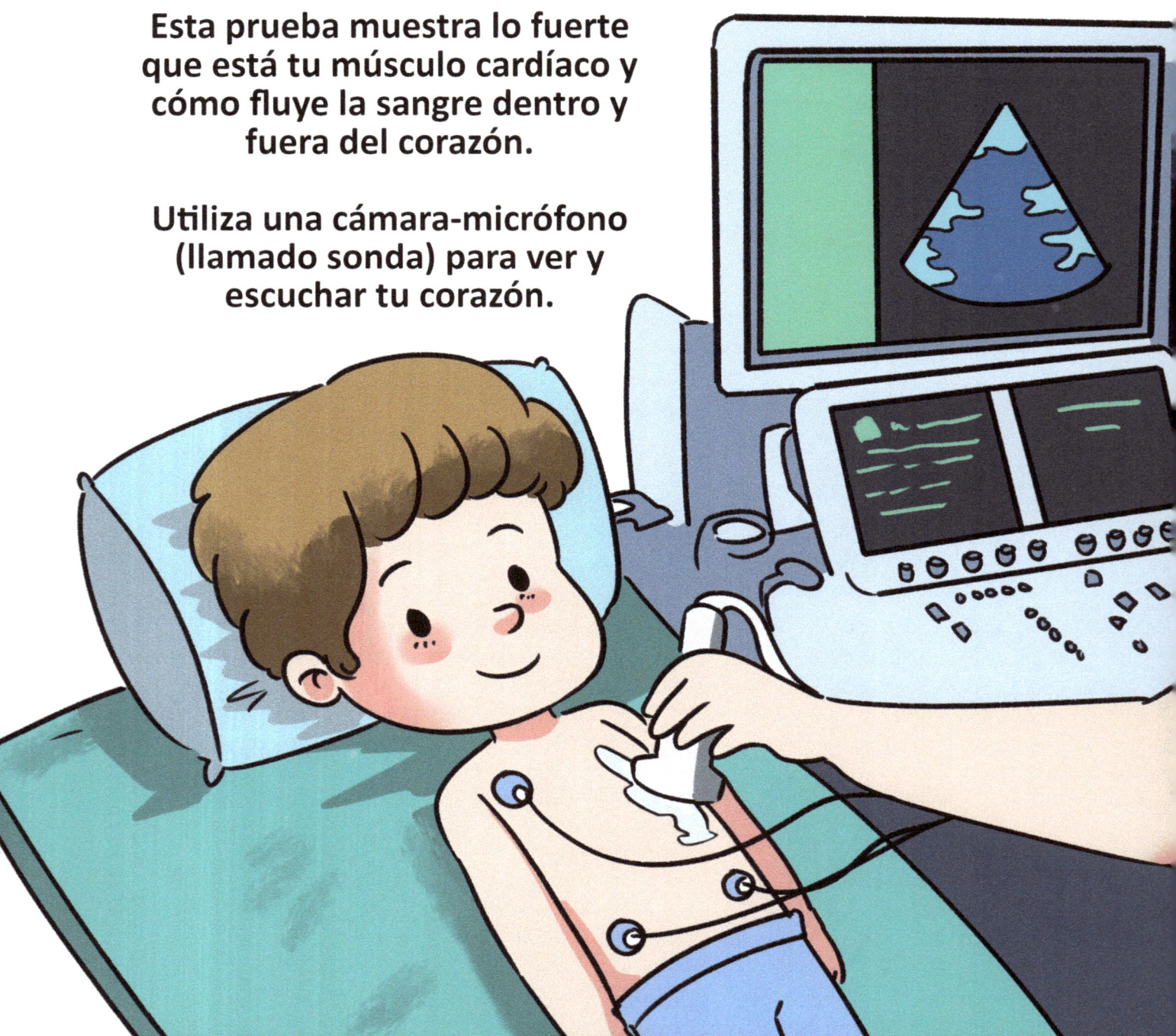

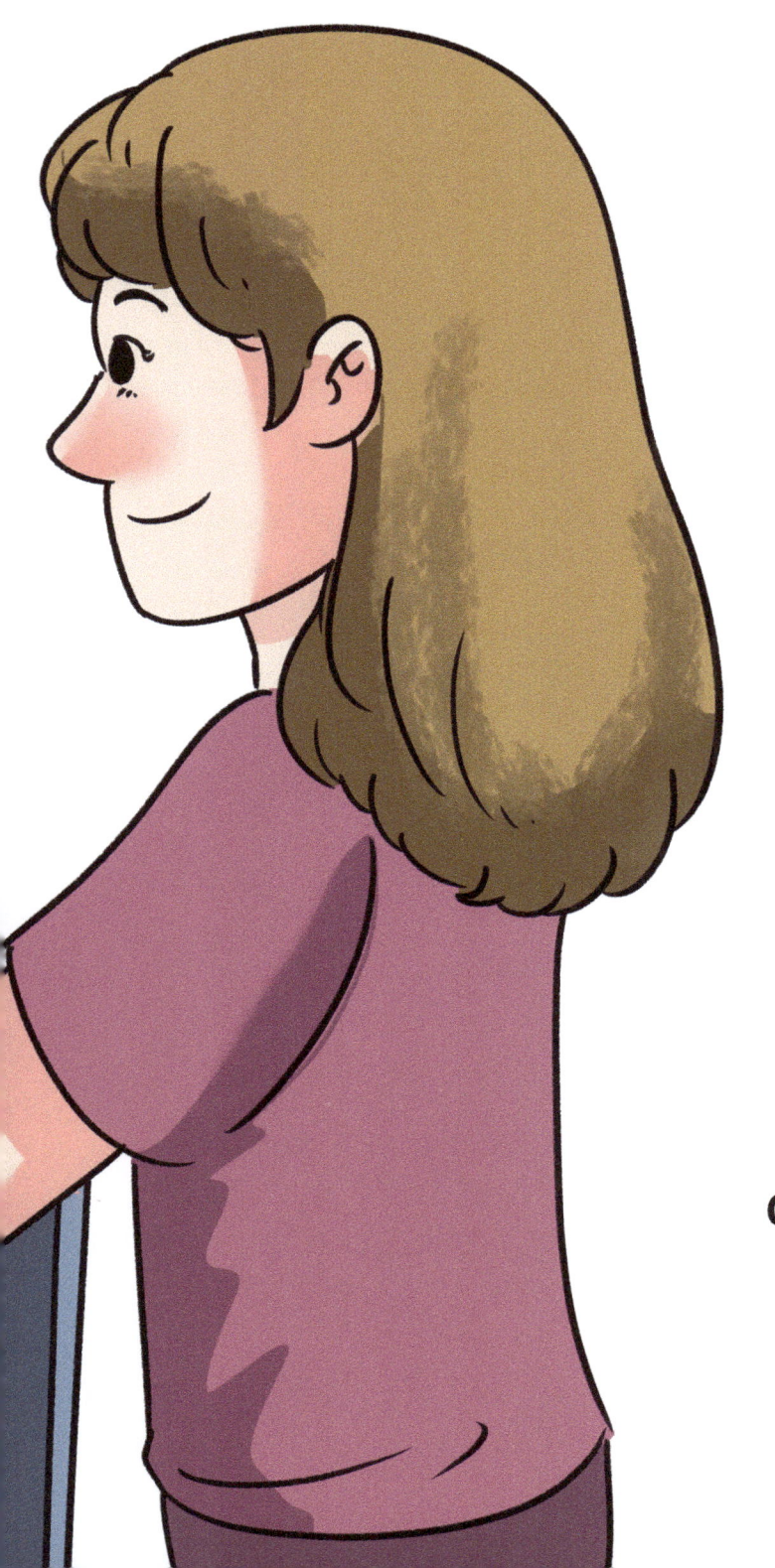

Te pondrán un gel transparente en el pecho. El gel ayuda a que la sonda se deslice suavemente sobre tu piel, debajo de tu caja torácica y en tu cuello.

Puedes sentir presión de la sonda, pero no dolerá.

Podrás ver y escuchar cuán rápido late tu corazón.

Increíble, *¿verdad?*

Cuando se termine el eco, te limpiarán el gel de la piel.

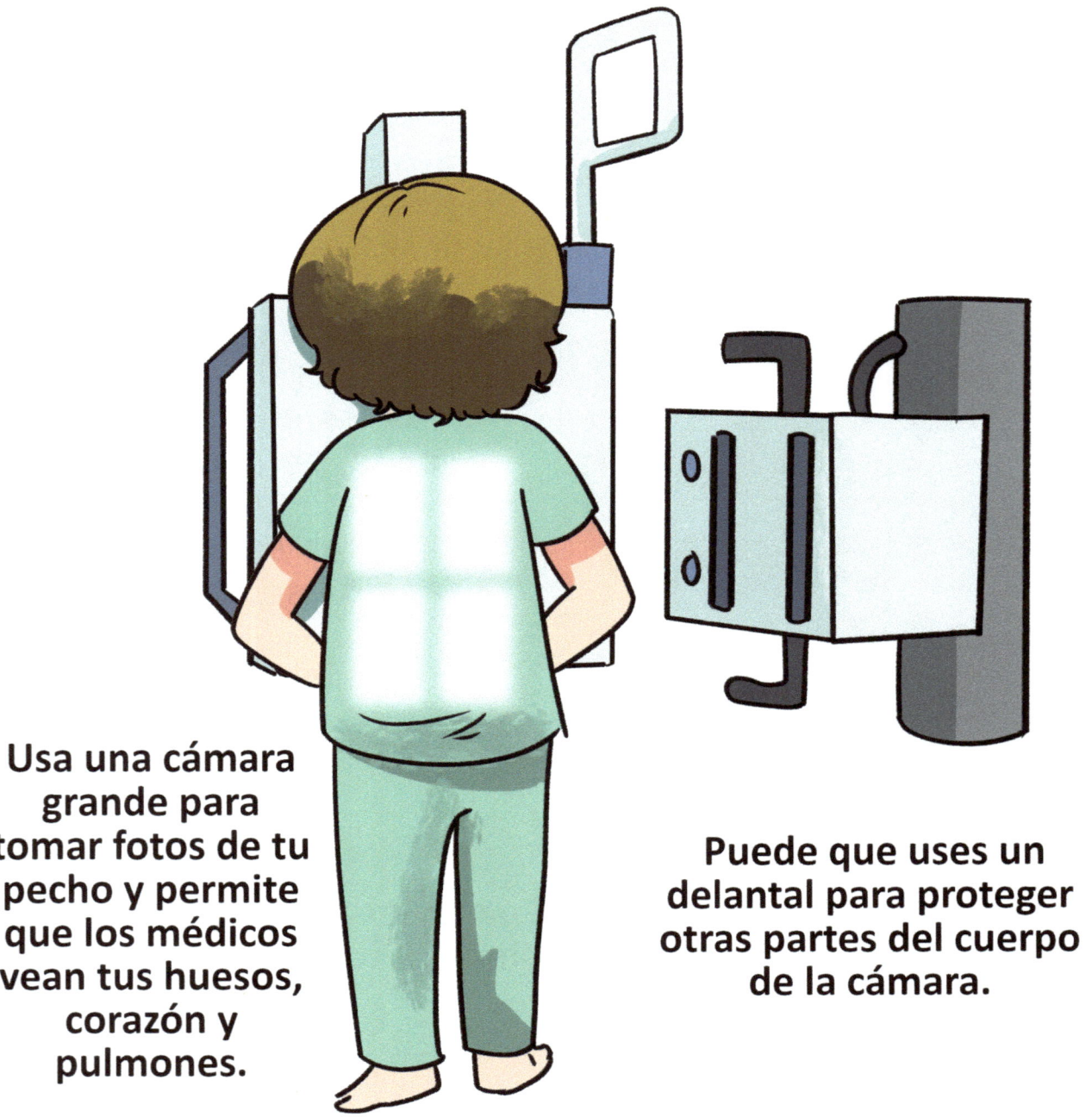

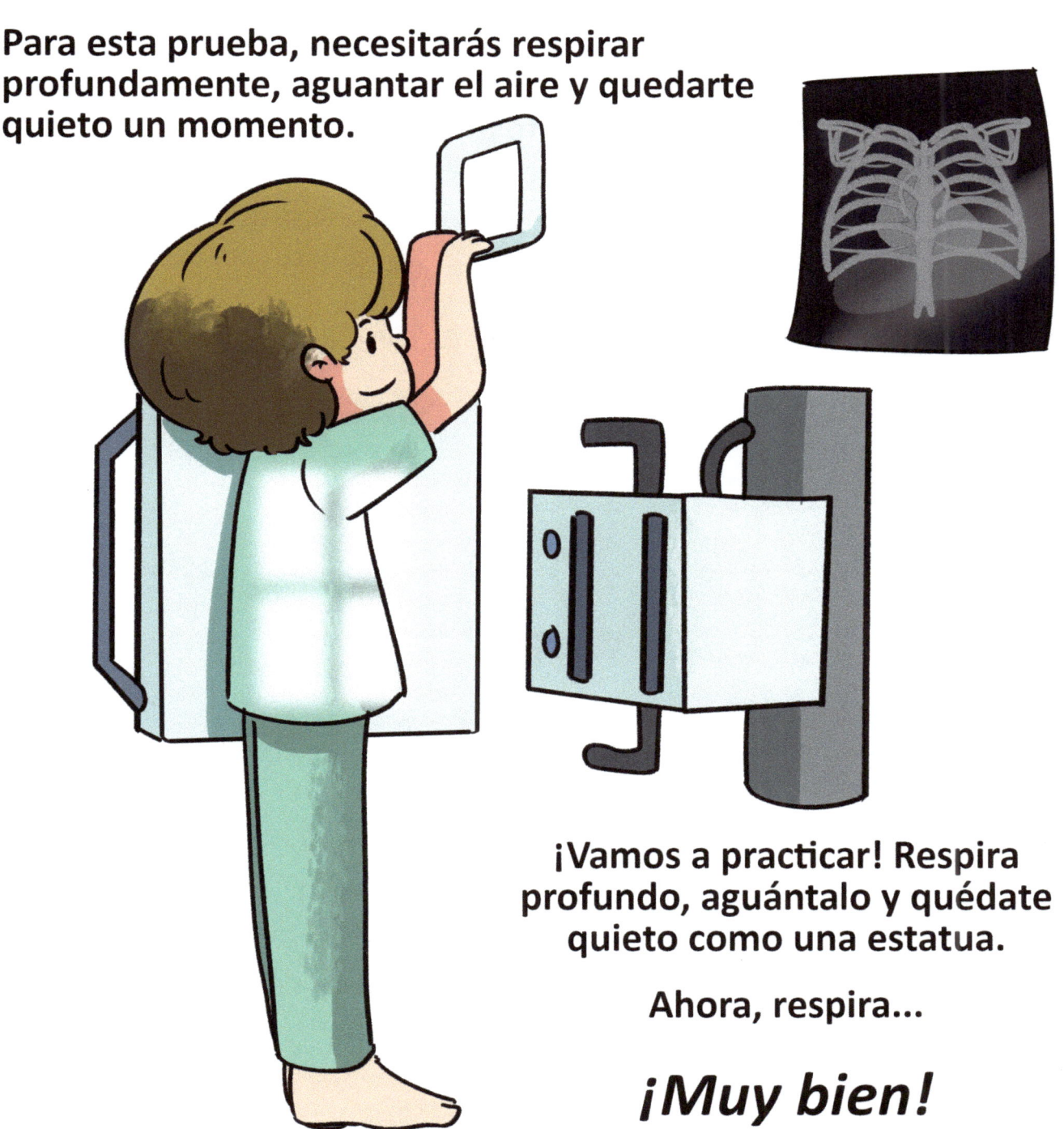

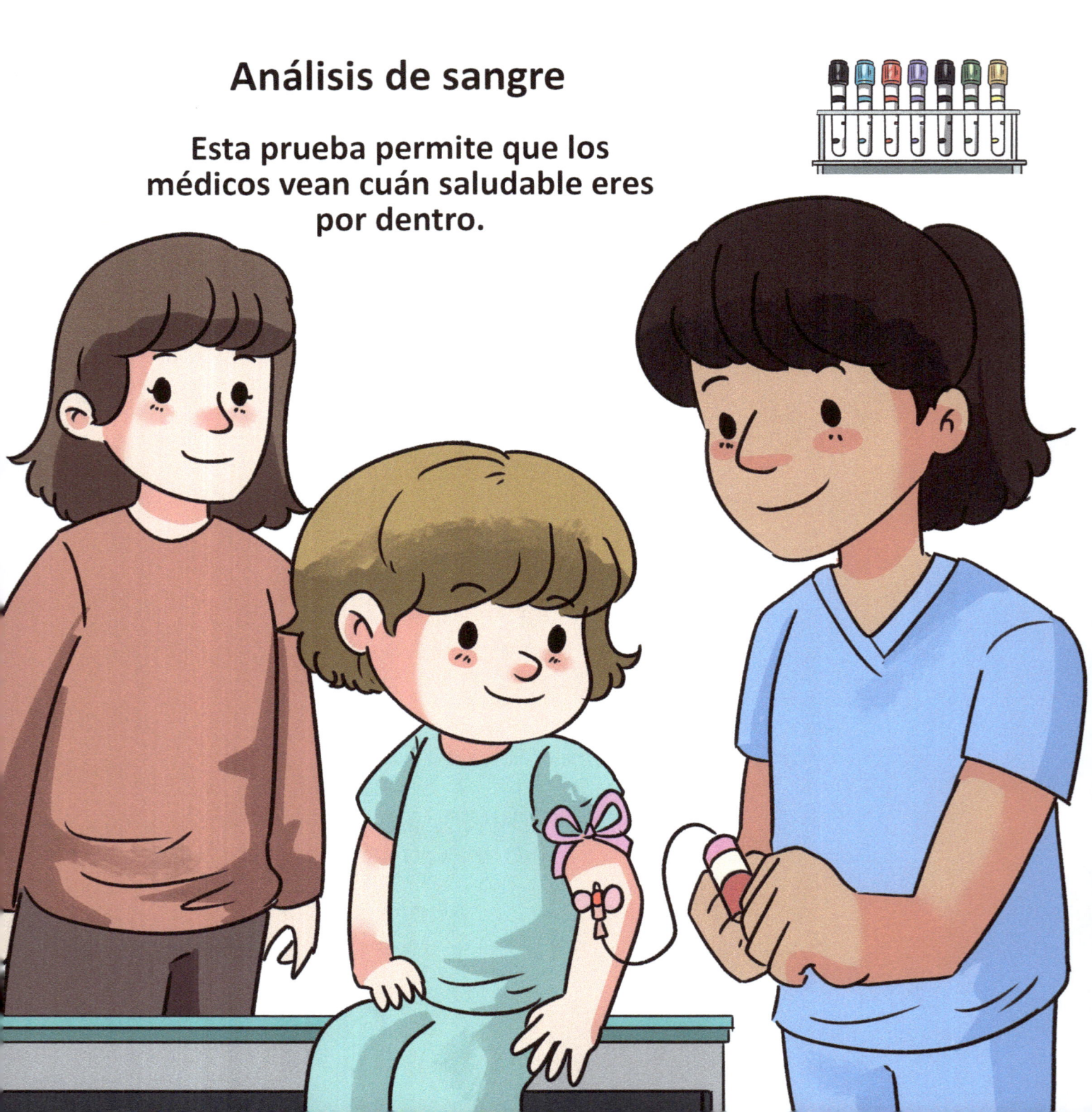

Colocarán una banda de goma gruesa alrededor de tu brazo. Luego, limpiarán tu piel antes de usar una pequeña aguja para entrar suavemente debajo de tu piel y en la vena.
Se siente como un pequeño pinchazo rápido.

Consejo: Con la banda de goma alrededor de tu brazo, puedes hacer que tus venas se agranden y se vean mejor haciendo un puño varias veces.

Dato curioso: Algunas agujas se ven como mariposas.

Son agujas con alas y vienen en diferentes colores.

Si te ponen una aguja con alas de mariposa,
encierra en un circulo el color abajo.

rojo   verde   amarillo   azul   rosa   naranja   morado

Se extraerá un poco de tu sangre en pequeños tubos de plástico.
Cuando terminen, quitarán la aguja y
te pondrán una venda en ese lugar.

¿Qué quieres hacer mientras te sacan la sangre?

____ ver   ____ sostener mi juguete favorito

____ voltear la cabeza   ____ sostener la mano de mi mamá o papá

____ escuchar música   ____ ver un video corto

Esto no es fácil, pero ¡eres valiente y lo estás haciendo muy bien!

Es posible que tú y tu mamá o papá tengan una visita separada con un doctor de anestesia antes del día de la cirugía.

Durante esta visita, recibirás información sobre cómo puedes ayudar a prepararte para tu cirugía.

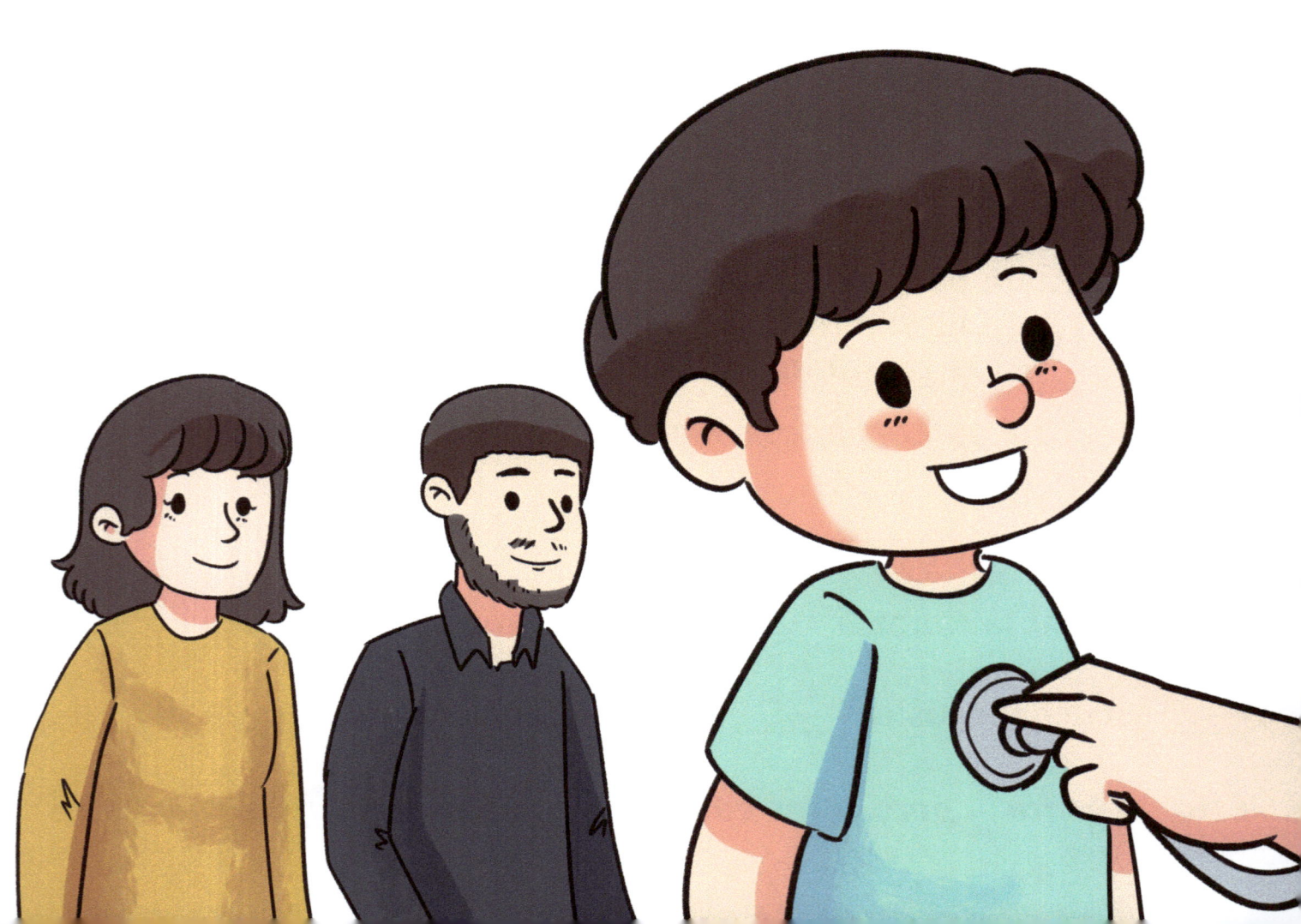

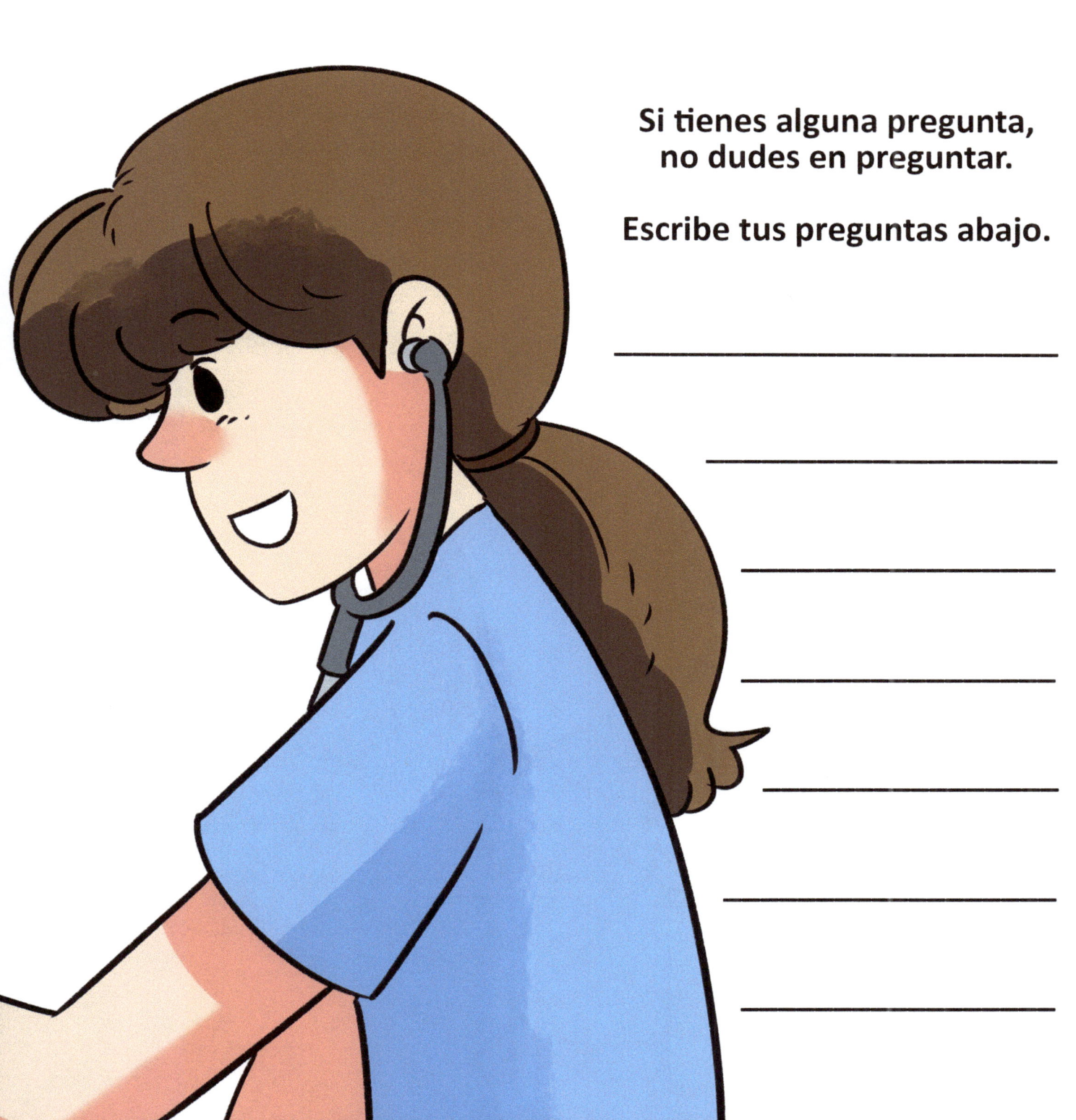

Si tienes alguna pregunta, no dudes en preguntar.

Escribe tus preguntas abajo.

_____

_____

_____

_____

_____

_____

_____

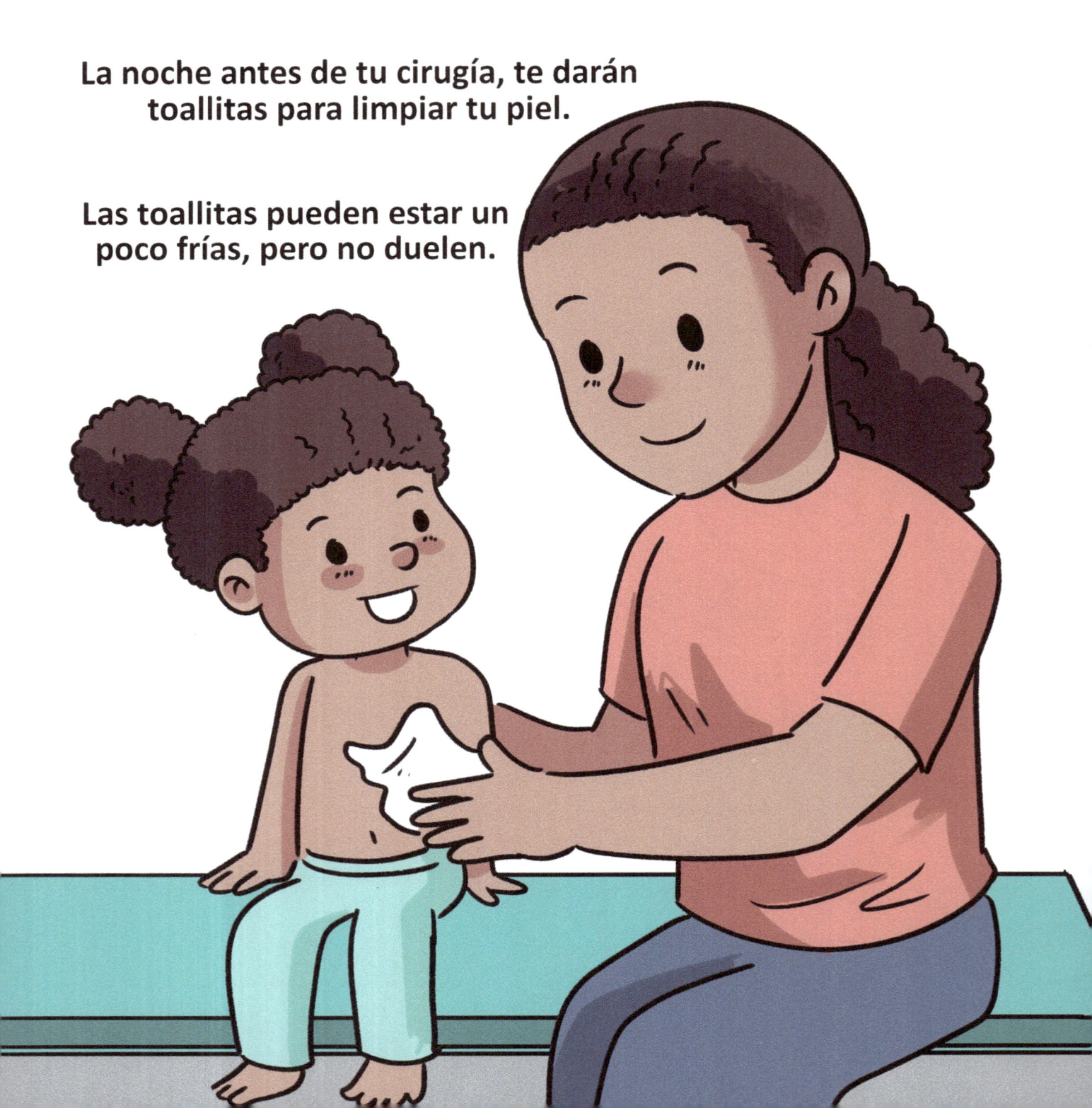

La noche antes de tu cirugía, te darán toallitas para limpiar tu piel.

Las toallitas pueden estar un poco frías, pero no duelen.

Puedes traer tu manta, juguete o libro favorito a la cirugía.

¿Qué te gustaría traer?

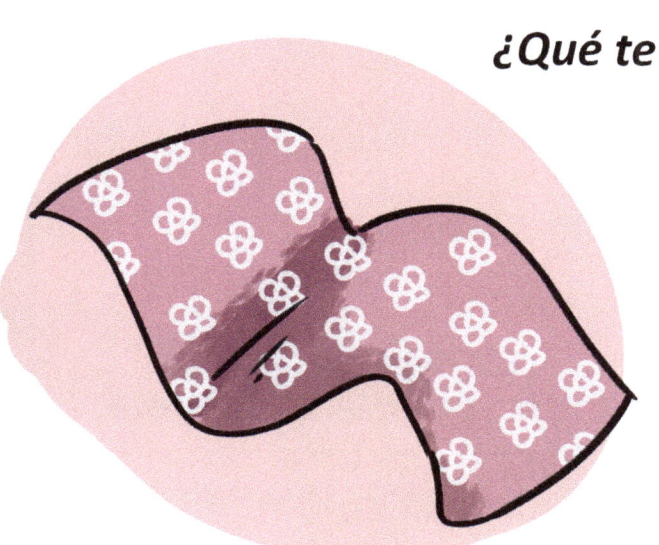
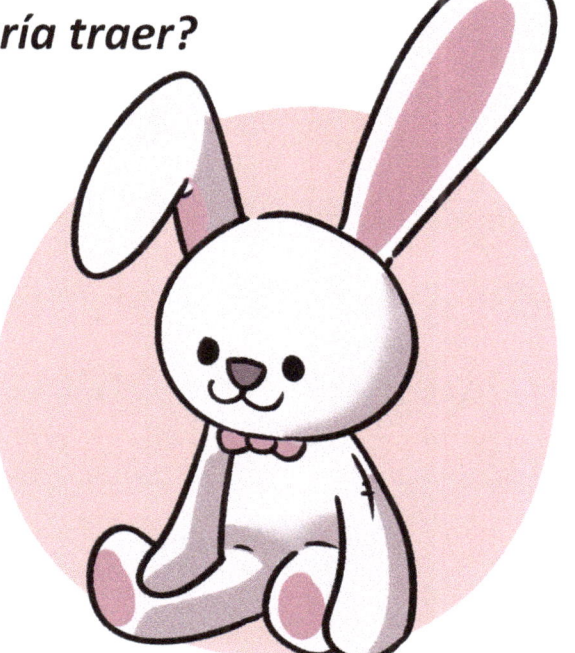
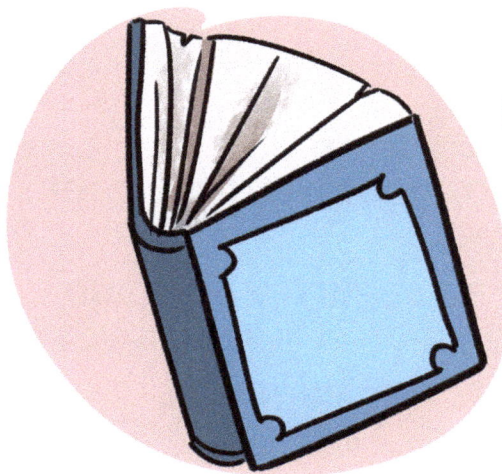

Encierra en un círculo tu respuesta abajo.

manta   juguete

libro

otras:_____

En la mañana de tu cirugía, irás al hospital con el estómago vacío. Esto le da descanso a tu pancita y le avisa a tu cuerpo que te estás preparando para la cirugía.

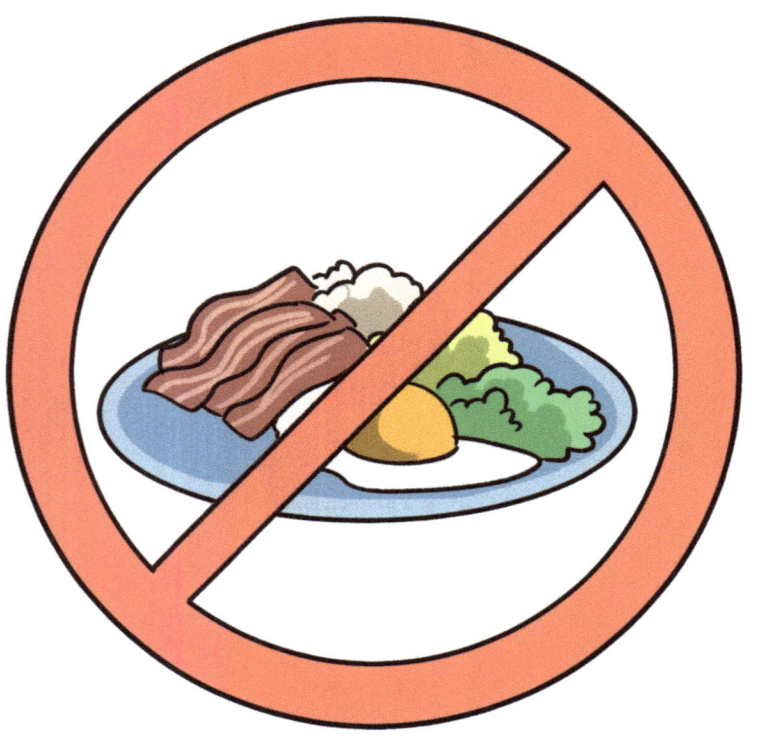

Después de que te duermas en el quirófano, tus médicos arreglarán tu corazón con mucho cuidado.

Tu cirugía se hará mientras estás soñando, ¡y no sentirás nada!

Tus médicos y enfermeras te mantendrán seguro y cómodo.

¿Sobre qué quieres soñar durante tu cirugía?

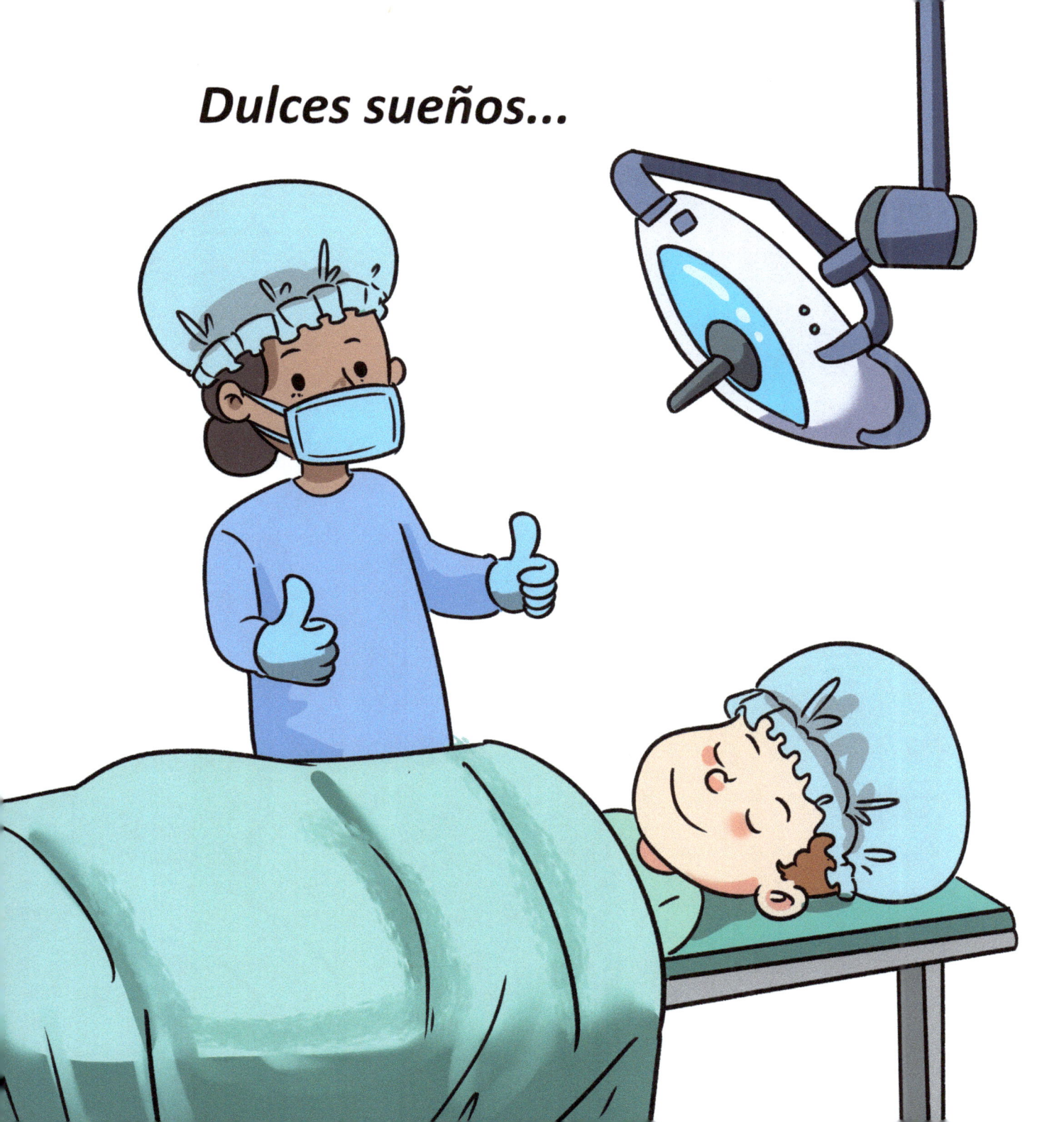

Después de la cirugía, te quedarás en la unidad de cuidados intensivos (también llamada UCI).
Tu mamá o papá pueden quedarse contigo.

Cuando despiertes, te sentirás incómodo, adolorido, cansado y somnoliento.

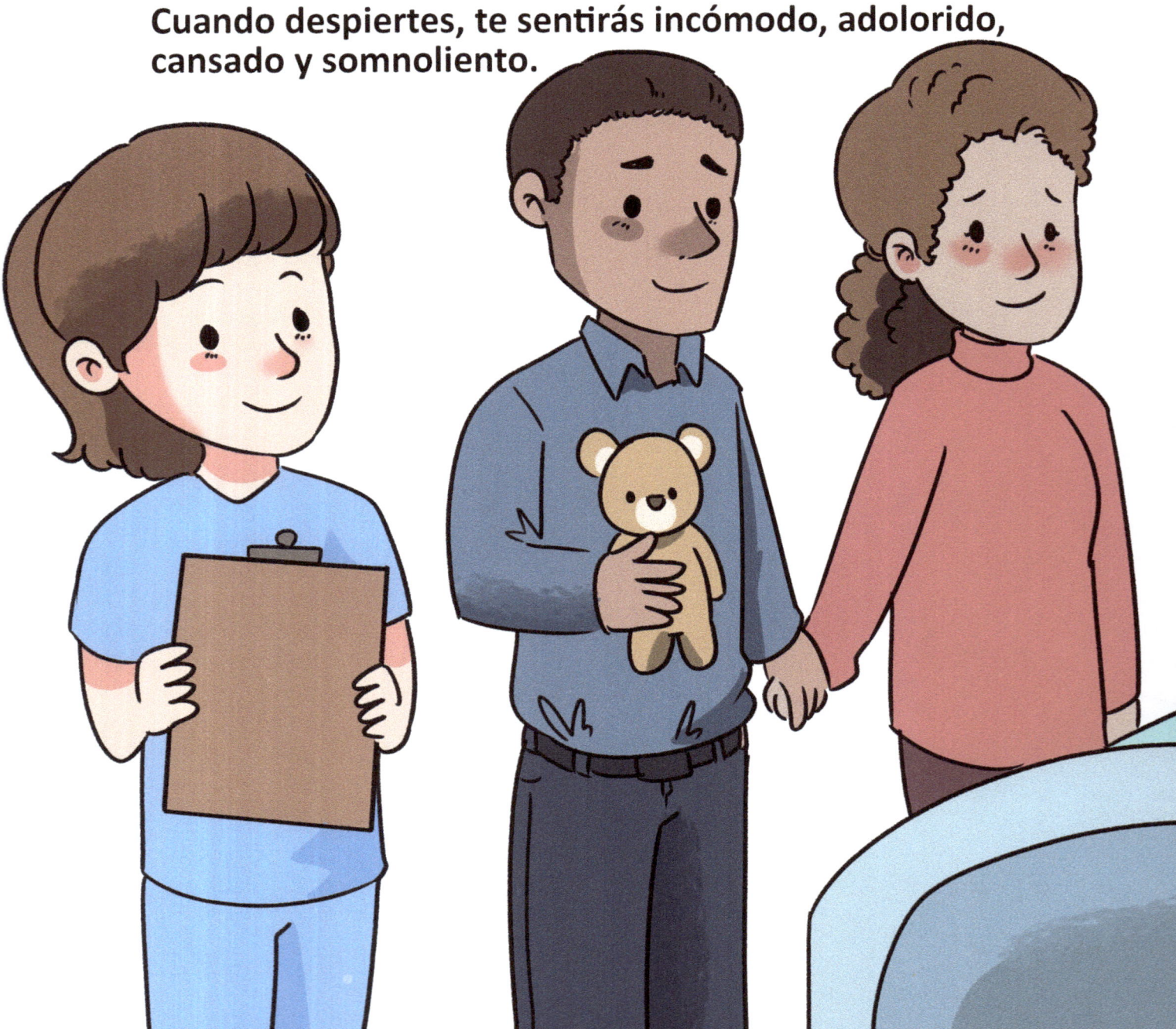

Puede que notes un tubo como un popote en tu boca. El tubo se puso para ayudarte a respirar mientras dormías durante la cirugía. Cuando tus pulmones estén lo suficientemente fuertes, el tubo se quitará de tu boca.

¡Eres muy valiente!

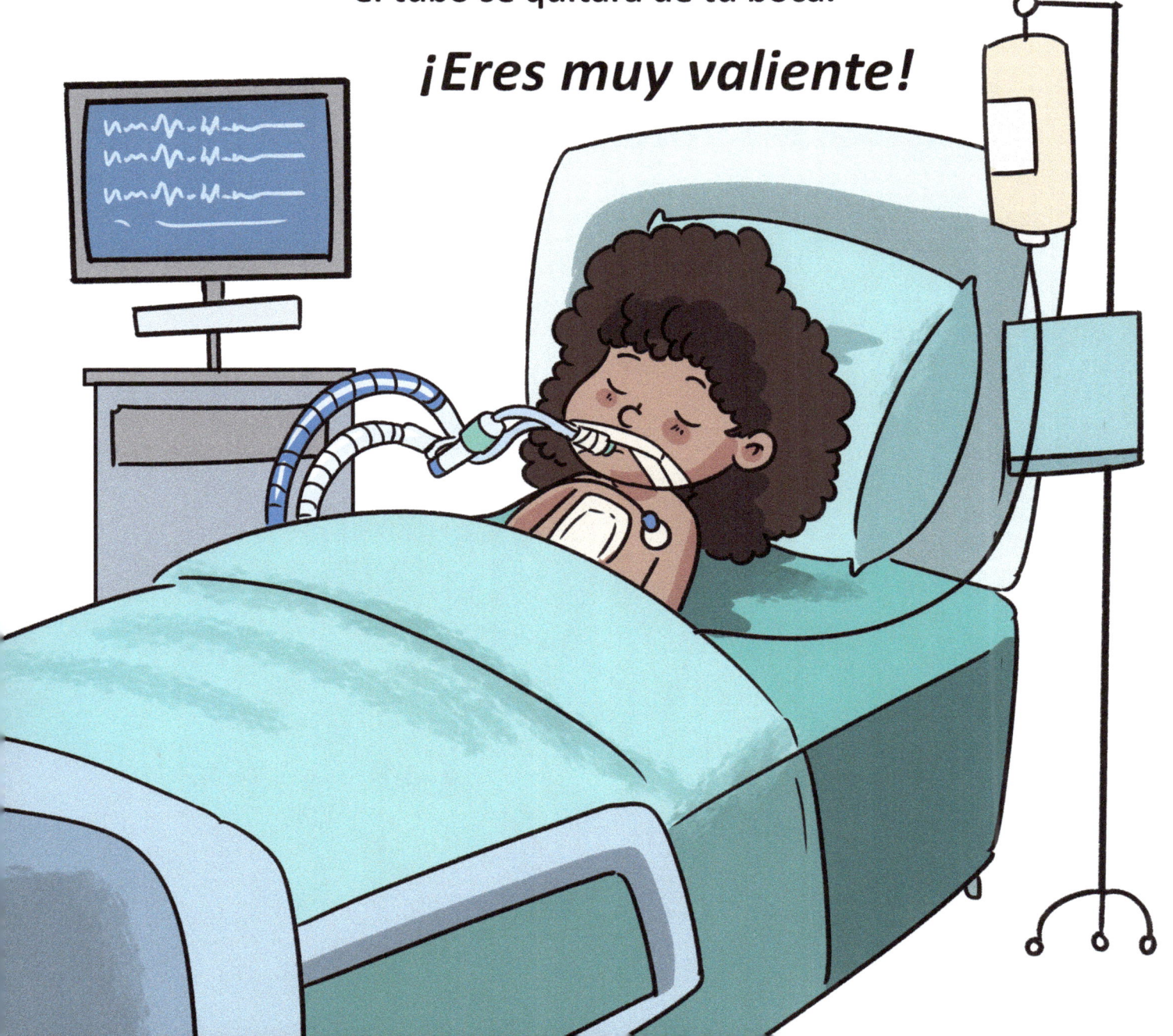

**Habrá pequeños tubos de plástico, llamados catéteres IV (intravenosos), en tus manos, brazos o cuello.
También se colocaron mientras dormías.**

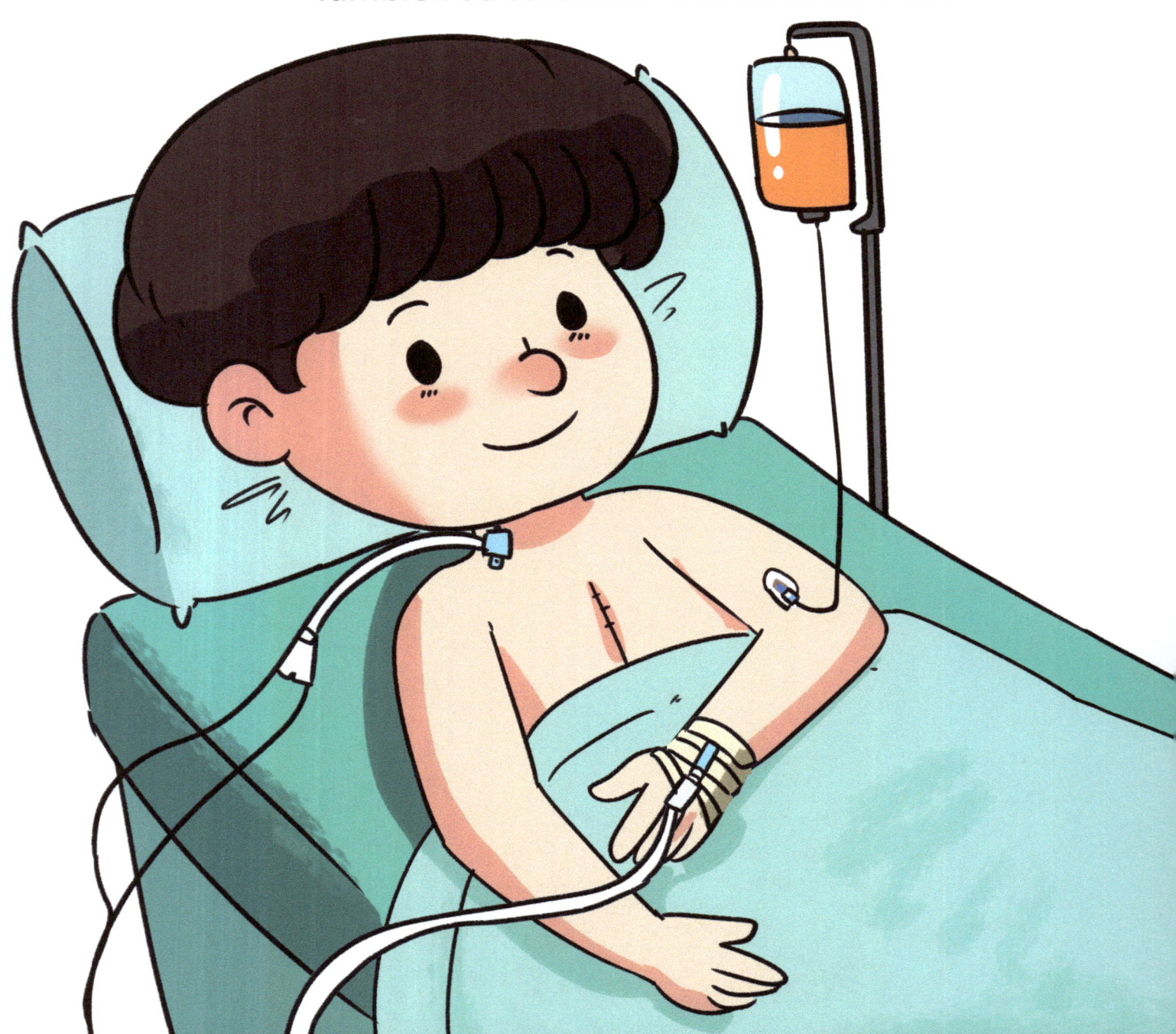

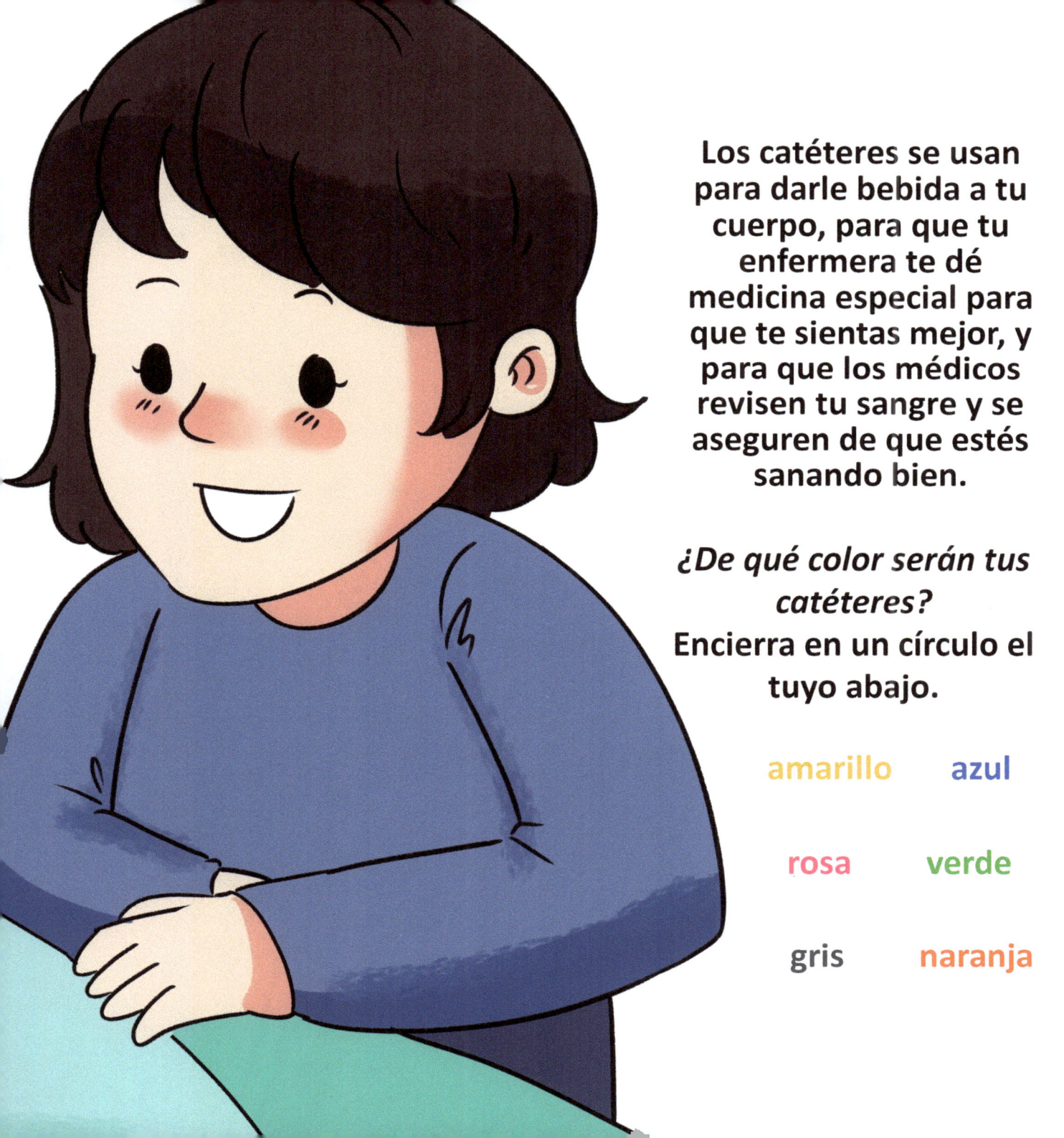

Los catéteres se usan para darle bebida a tu cuerpo, para que tu enfermera te dé medicina especial para que te sientas mejor, y para que los médicos revisen tu sangre y se aseguren de que estés sanando bien.

¿De qué color serán tus catéteres?
Encierra en un círculo el tuyo abajo.

amarillo   azul

rosa   verde

gris   naranja

A veces, colocan un pequeño tubo flexible en tu nariz para ayudar a drenar cualquier líquido o aire que tengas en el estómago y que te ayude a sentirte mejor.

Este mismo tubo también puede usarse para darte comida líquida antes de que te sientas lo suficientemente bien como para comer.

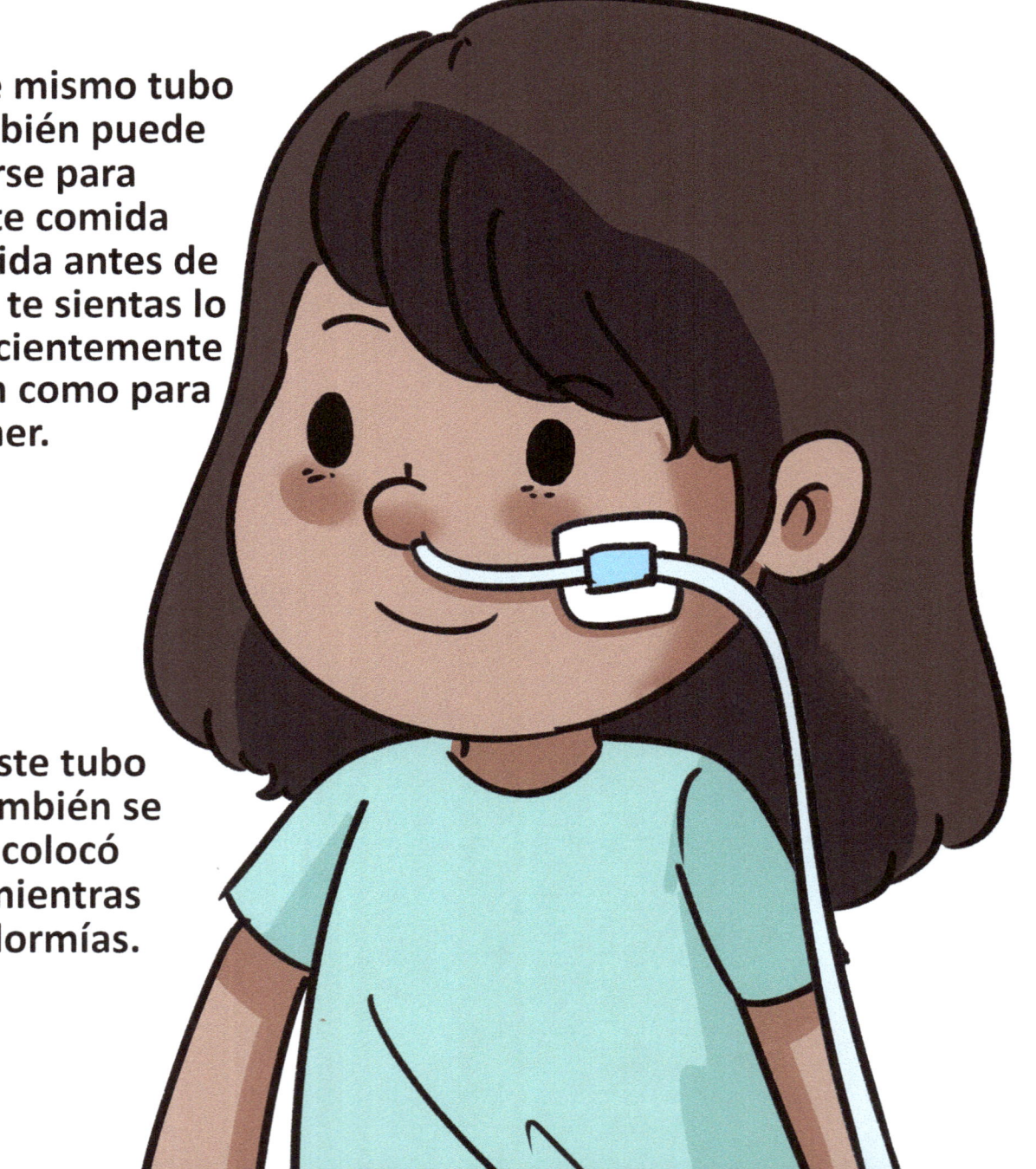

Este tubo también se colocó mientras dormías.

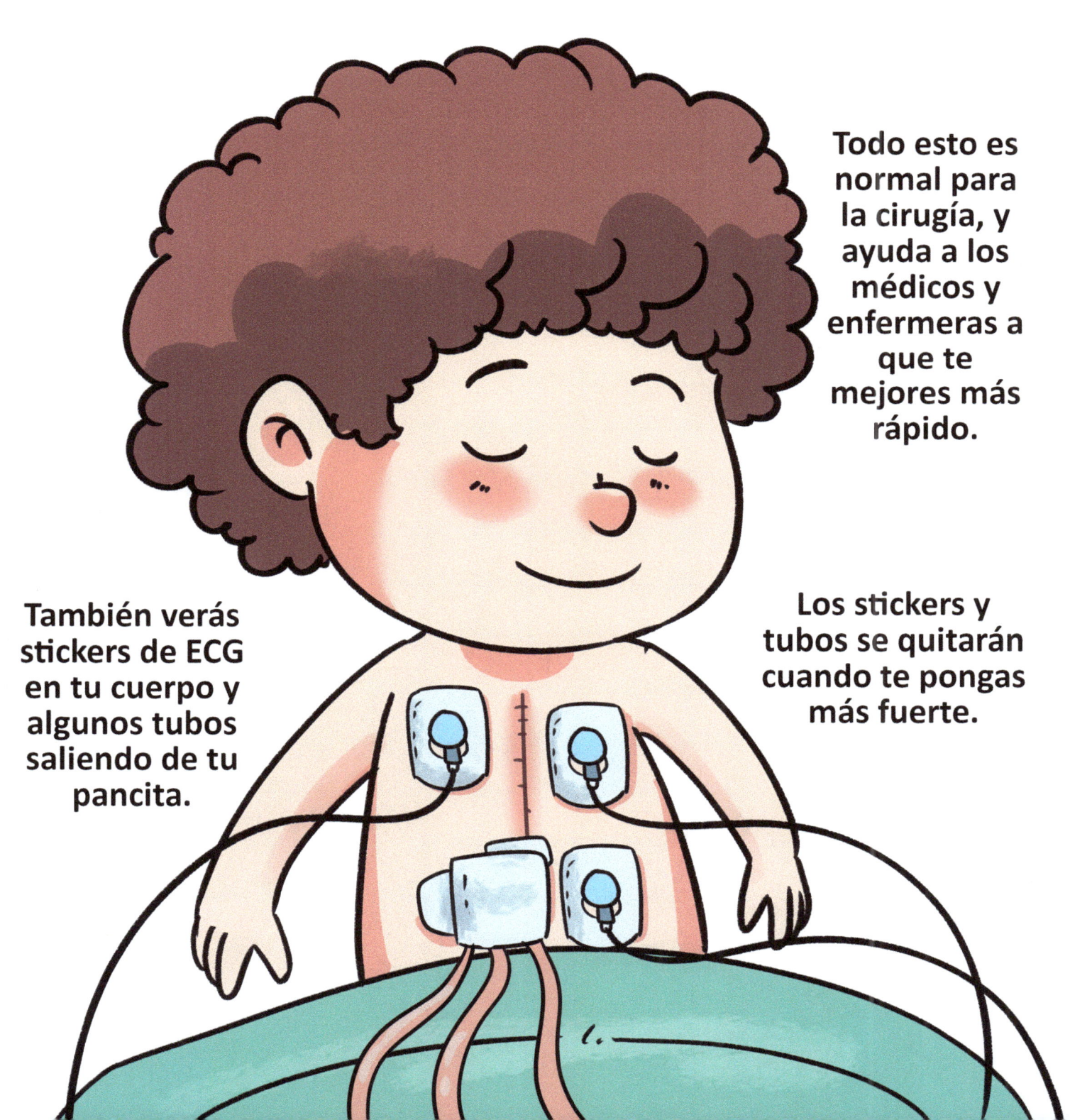

Durante tu recuperación, te tomarán radiografías de tórax para asegurarse de que tu corazón esté sanando bien.

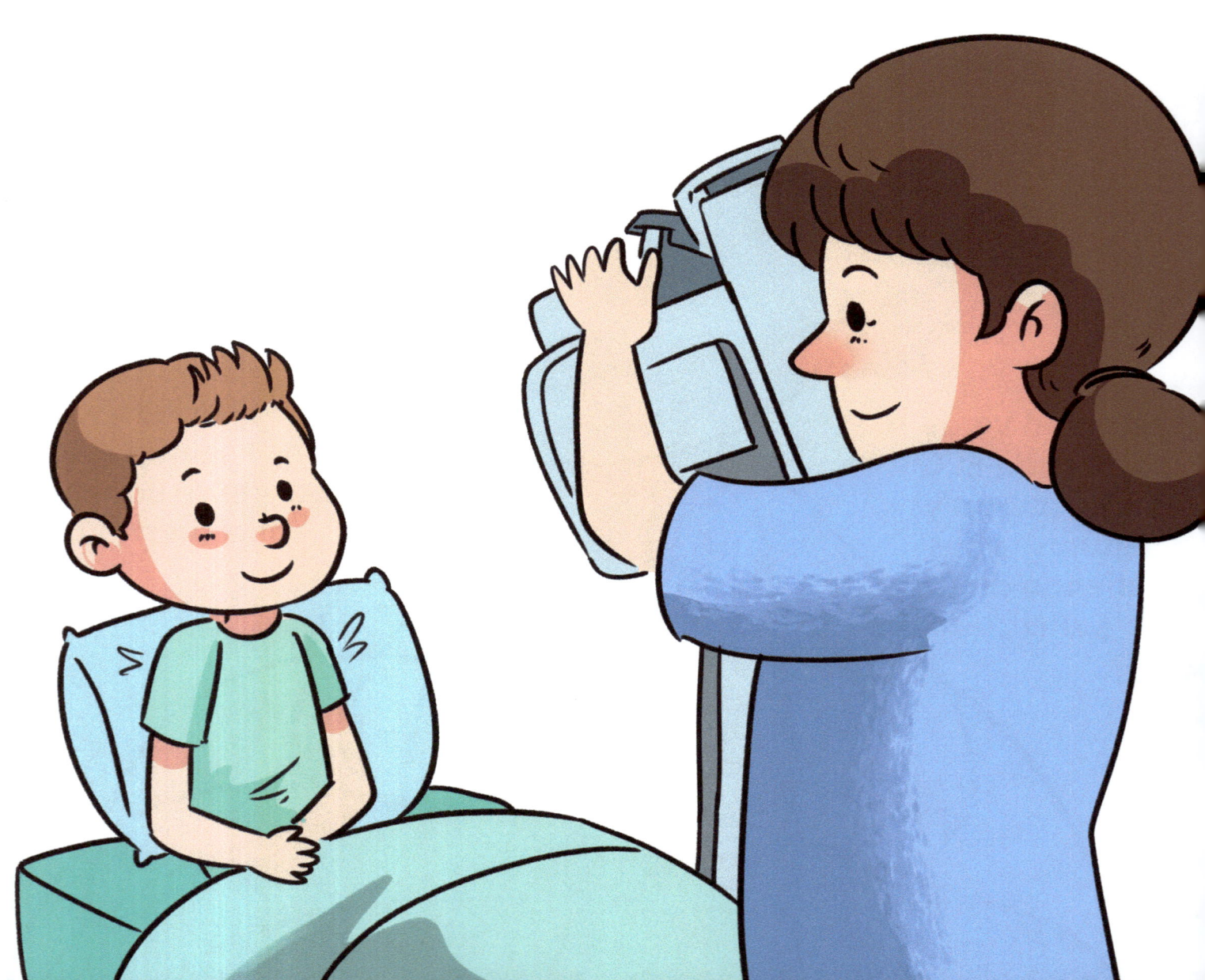

Tu pecho y espalda se sentirán doloridos. Abraza a tu animal de peluche o almohada favorita siempre que necesites toser o estornudar para ayudarte a sentir menos dolor en el pecho.

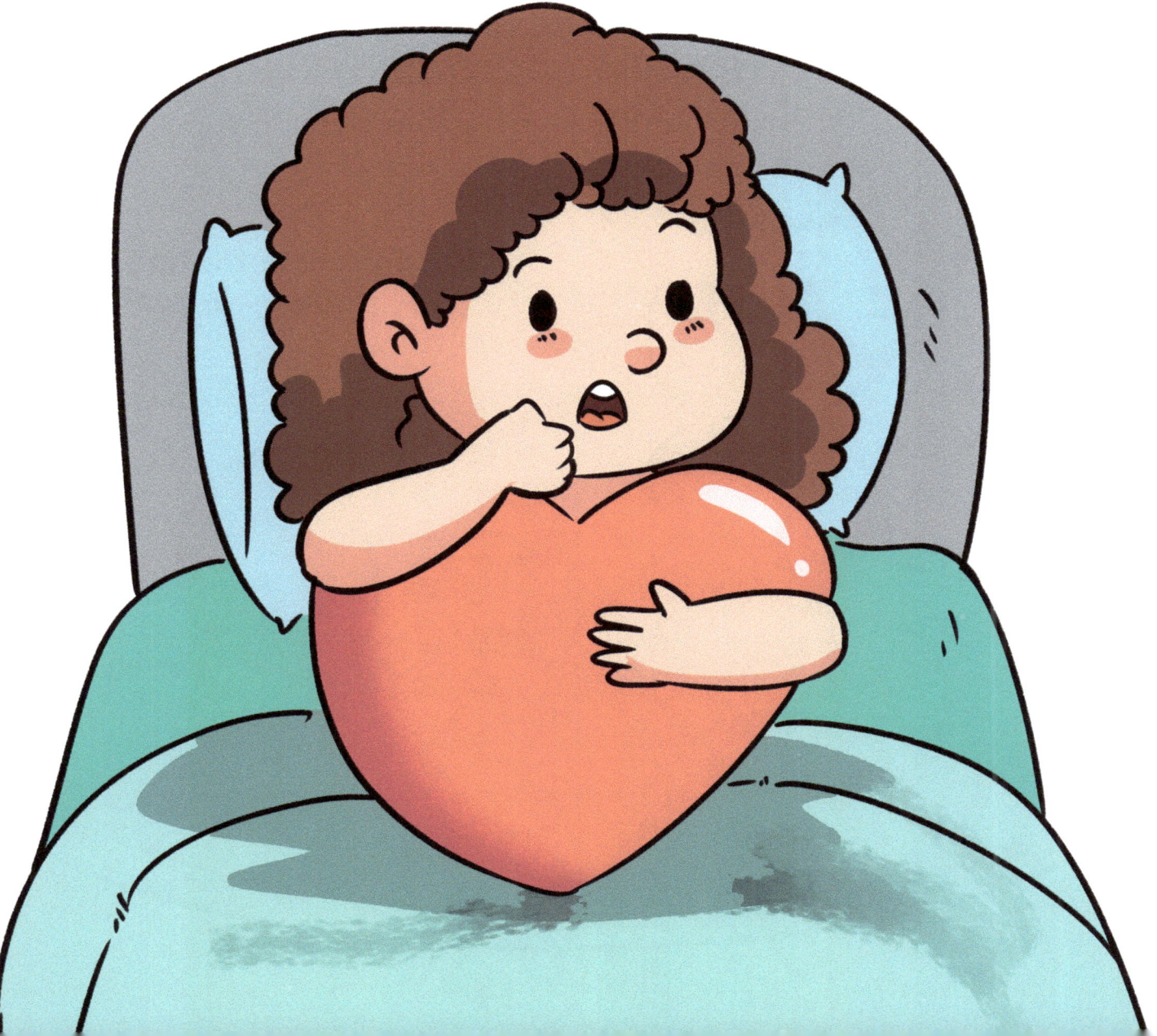

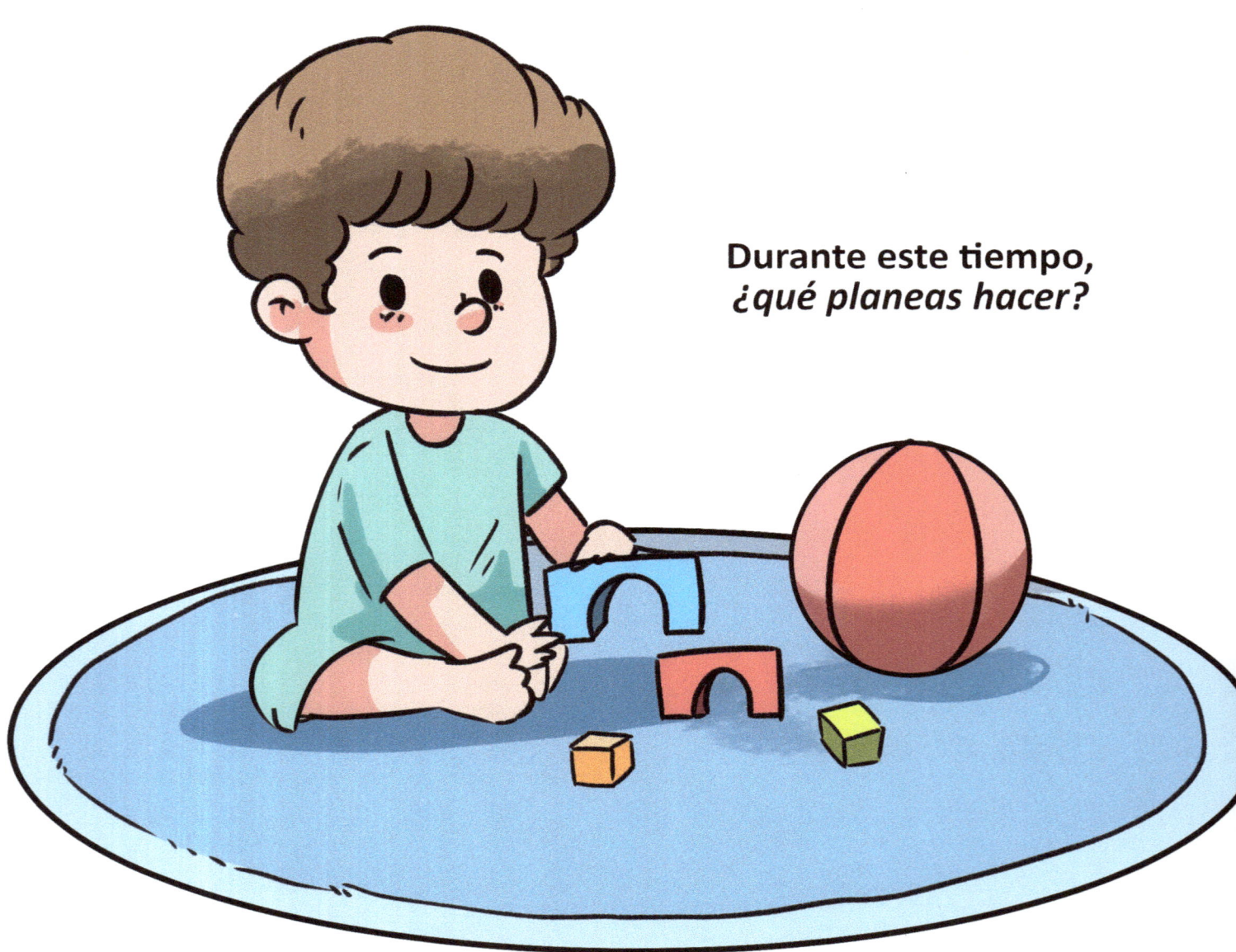

Te quedarás en el hospital por un tiempo hasta que te sientas mejor y más fuerte.

Durante este tiempo, *¿qué planeas hacer?*

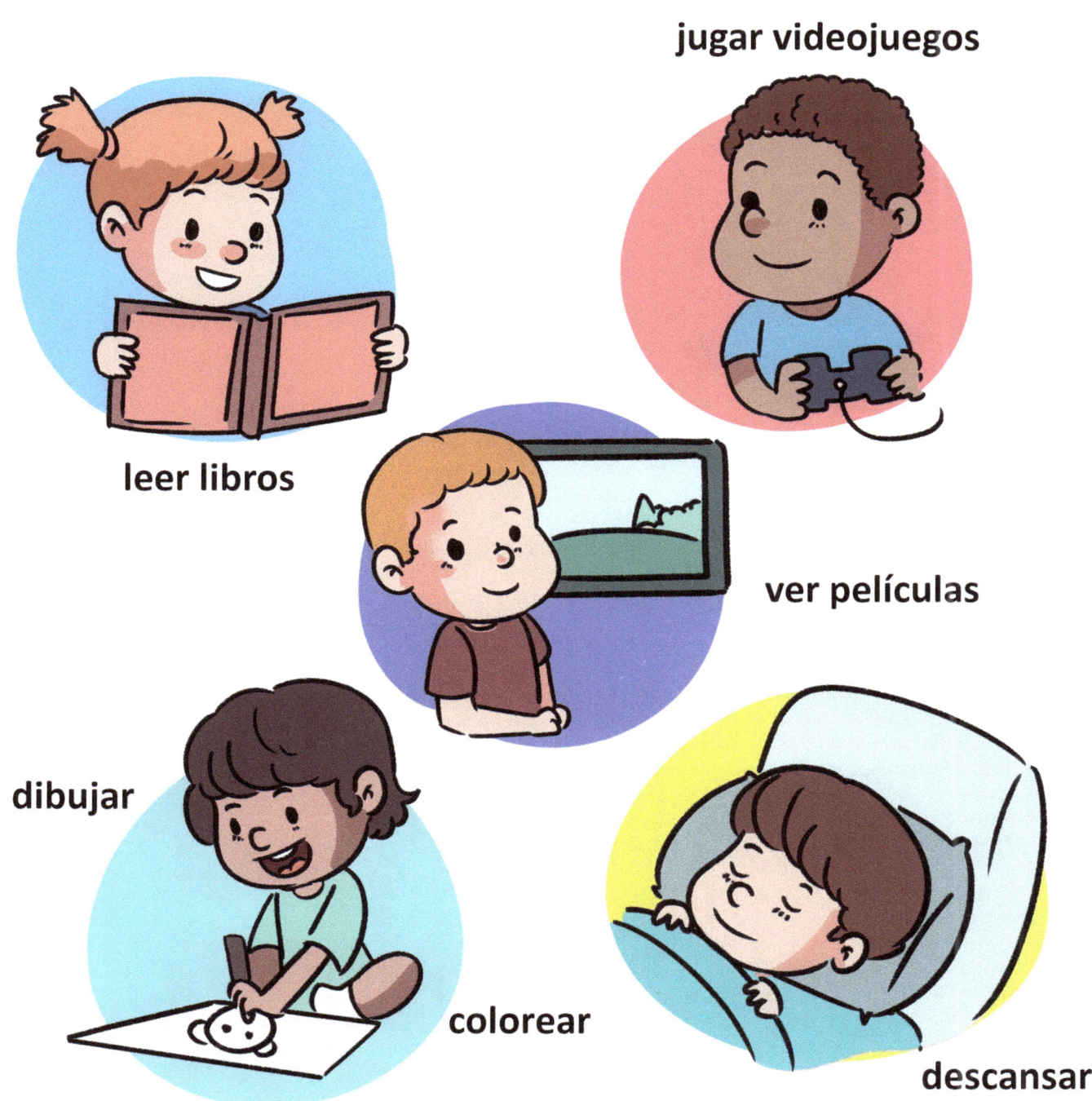

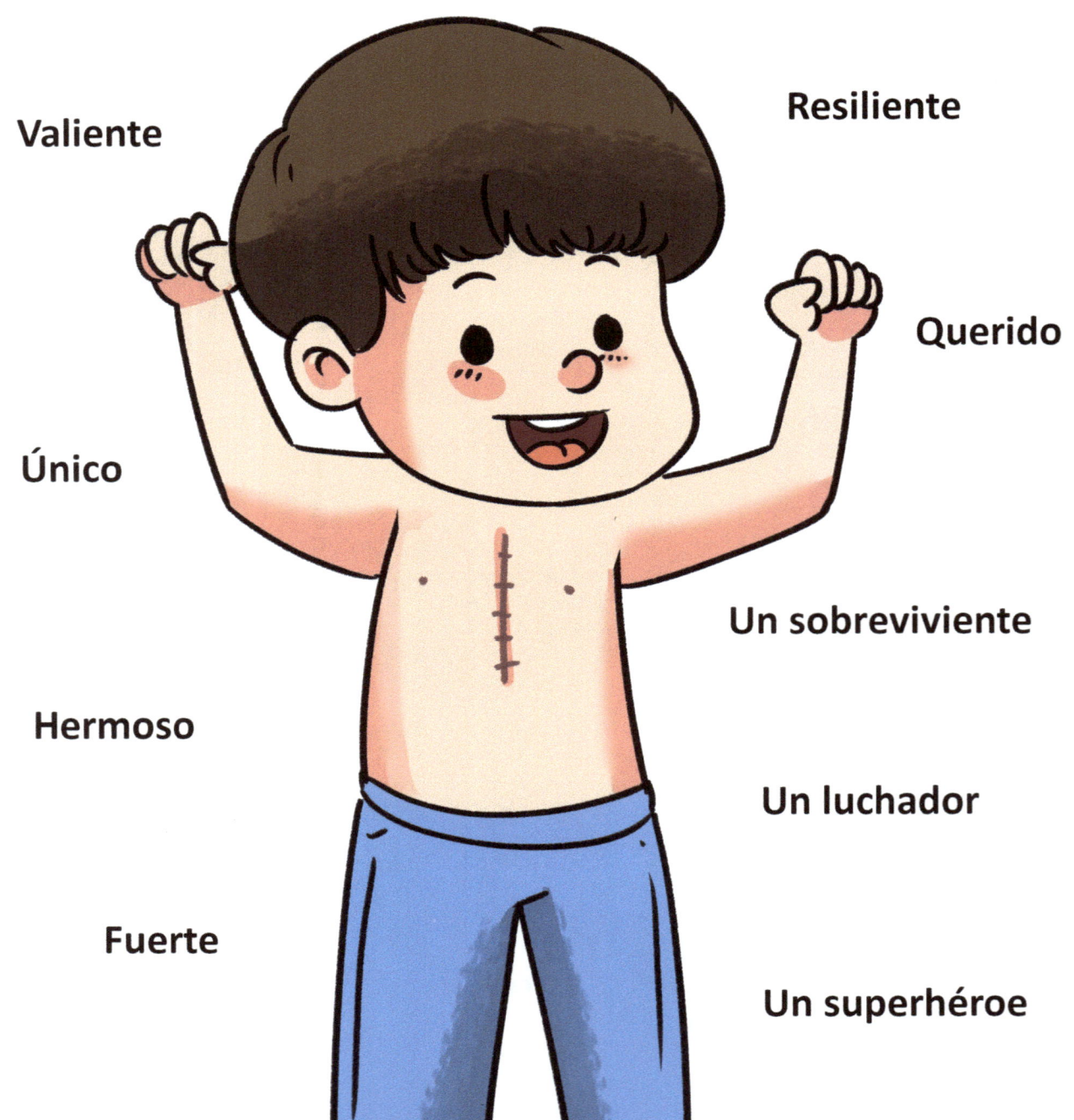

No tienes miedo de enfrentar los desafíos.
Tu vida es preciosa y hermosa.
Tu cicatriz es un recordatorio de vivir tu mejor vida.
Harás cosas geniales con tu corazón más fuerte y saludable.

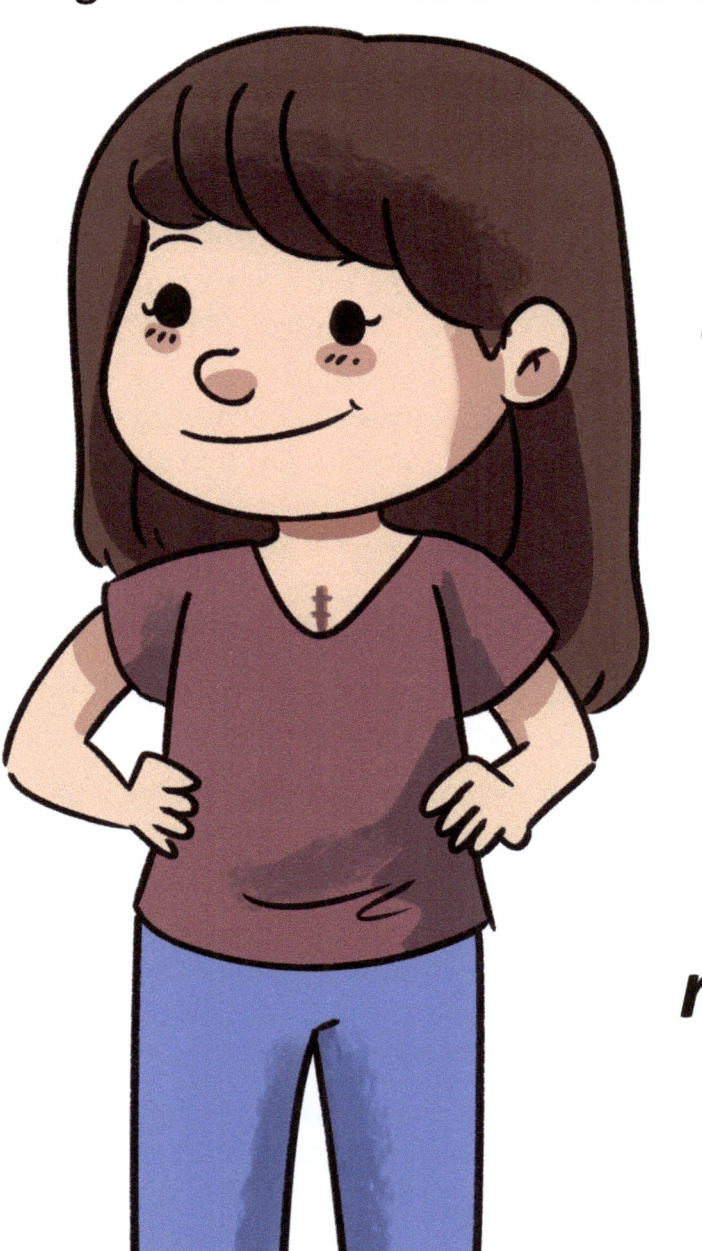

¿Cómo planeas celebrar después de tu cirugía?

¡Que te recuperes pronto!

Notas para Padres/Tutores

- La colocación del catéter intravenoso (IV) en este grupo de edad suele realizarse después de que el niño está dormido en la sala de operaciones.

- Si su hijo(a) necesita un análisis de sangre, anímelo a mantenerse hidratado el día antes de la extracción de sangre para que el proceso sea más rápido y fluido. Si su hijo tiene sensibilidad a los líquidos o tiene condiciones específicas en el corazón, los pulmones o los riñones, consulte primero con el médico de su hijo.

- Instrucciones/restricciones postoperatorias: El médico de su hijo(a) debe darle instrucciones específicas sobre (1) lo que su hijo(a) puede y no puede hacer durante el período de recuperación, (2) la duración de las restricciones postoperatorias, y (3) cualquier seguimiento posterior a la cirugía. Además, (4) debe indicarle qué observar y cuándo es necesario que regrese al hospital en caso de una emergencia. Si lo olvidan, por favor recuérdeles amablemente y obtenga estas instrucciones/restricciones antes de salir del hospital.

Aviso Legal

Por favor, ten en cuenta que las ilustraciones no están dibujadas a escala.

Este libro está escrito con fines informativos, educativos y de crecimiento personal, y no debe ser utilizado como sustituto de las recomendaciones médicas.

Por favor, consulta al médico de tu hijo si necesitan atención médica y para asegurarte de que la información en este libro se relaciona con la condición médica y las necesidades de tu hijo. No puedo garantizar que lo que experimente tu hijo sea exactamente lo que se discute en este libro.

El autor y el editor no son responsables, directa o indirectamente, de ningún daño, pérdida monetaria o reparación debido a la información en este libro. Al leer este libro, los lectores acuerdan no responsabilizar al autor, al editor y al traductor por ninguna pérdida como resultado de errores, inexactitudes u omisiones en este libro.

Por favor, ten en cuenta que la experiencia de tu hijo depende del lugar, la instalación, su condición médica y el equipo de atención médica. Utiliza este libro junto con las recomendaciones del médico de tu hijo. Gracias.

¿Este libro ilustrado ayudó de alguna manera a tu hijo(a)?
Si es así. ¡Cuéntame sobre su experiencia!

www.amazon.com/gp/product-review/B0FBL4FC4R

Para otros títulos de libros, puedes visitar:

www.fzwbooks.com

Conectar con el Autor

Correo electrónico: books@fzwbooks.com
facebook/instagram: @FZWbooks

¡Disponible Ahora!

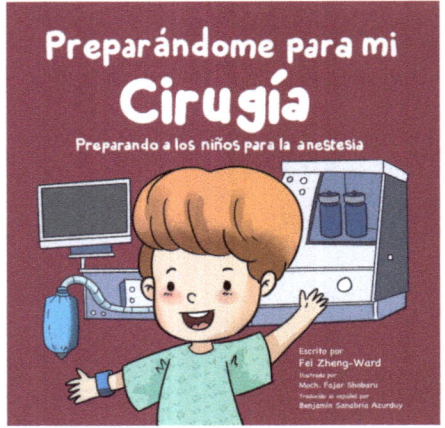
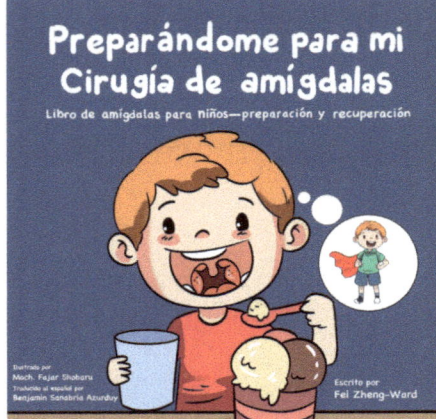
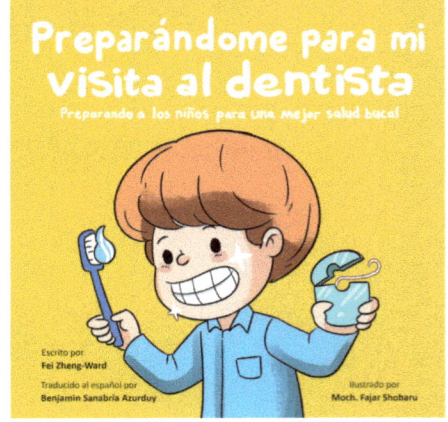
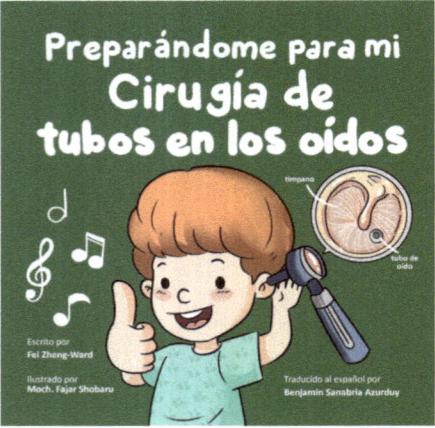
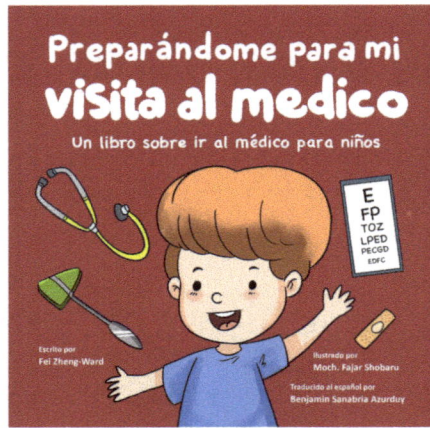
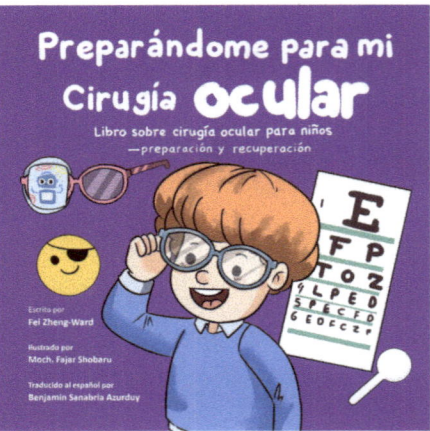
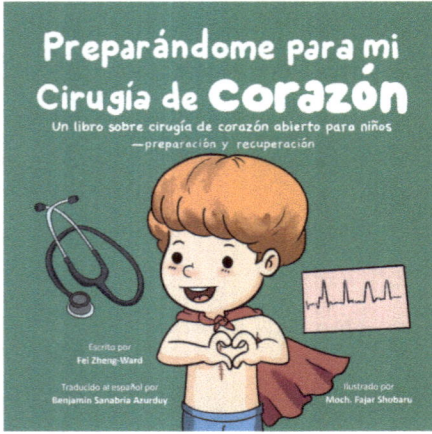
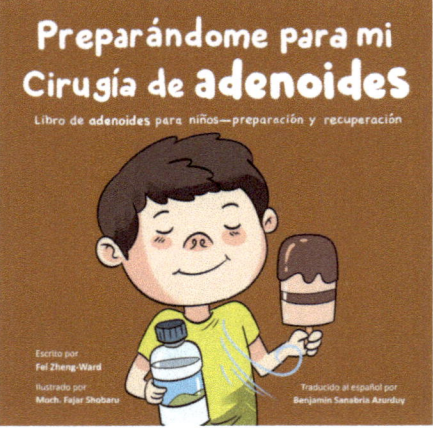
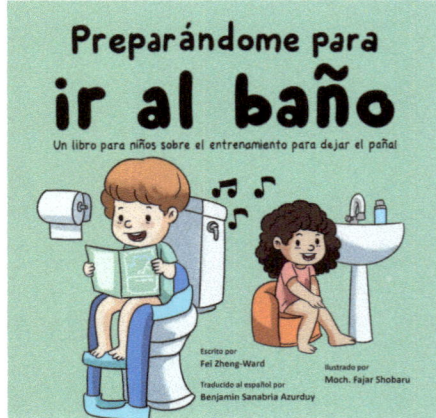

www.ingramcontent.com/pod-product-compliance
Lightning Source LLC
Chambersburg PA
CBHW040001040426
42337CB00032B/5179